在宅
リハビリテーション栄養

日本リハビリテーション栄養研究会　監修
若林秀隆　編著

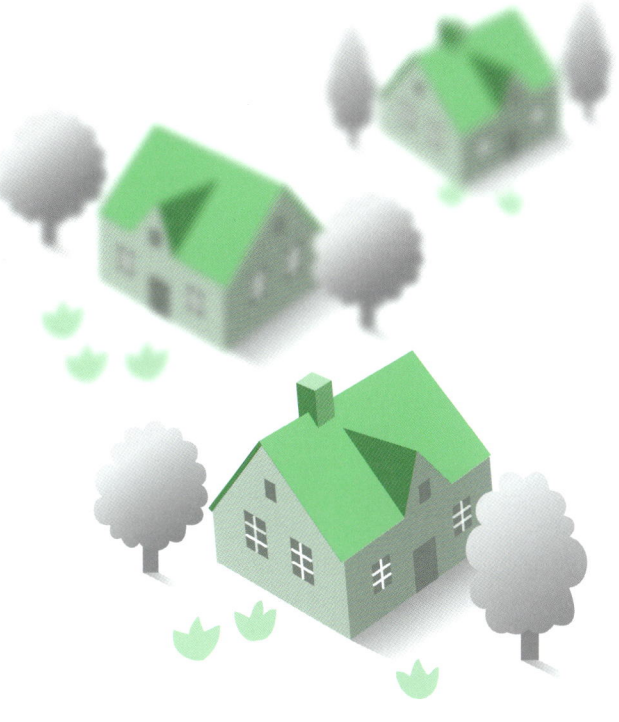

医歯薬出版株式会社

This book was originally published in Japanese
under the title of :

Zaitaku-Rihabiritêshon Eiyô
(Home rehabilitation nutrition)

Editor:
Wakabayashi, Hidetaka.
  Assistant Professor, Department of Rehabilitation Medicine,
  Yokohana City University Medical Center

© 2015 1st ed.
ISHIYAKU PUBLISHERS, INC.
  7-10, Honkomagome 1 chome, Bunkyo-ku,
  Tokyo 113-8612, Japan

はじめに

　リハビリテーション栄養に関する9冊目の書籍を，医歯薬出版株式会社から出版させていただくことになりました．今回は在宅をテーマにしました．病院でのリハビリテーション栄養に関しては，先行書籍でかなり紹介してきました．一方，在宅に関しては，『リハビリテーション栄養ハンドブック』『実践リハビリテーション栄養』『認知症のリハビリテーション栄養』でそれぞれ6～18ページ紹介したのみでした．地域包括ケア時代では，在宅リハビリテーション栄養の視点をもつことの重要性が高まります．そのため，在宅リハビリテーション栄養のエビデンスは少ないですが今回，企画しました．

　病院でのリハビリテーション栄養は，国際生活機能分類のうち疾患，機能，活動に対するアプローチが中心となります．参加，環境因子，個人因子については，十分考慮されていませんでした．一方，在宅リハビリテーション栄養は，参加，環境因子，個人因子に対するアプローチが中心となるため，これらに重きを置いた書籍としました．地域包括ケアシステムの土台となる住まいと住まい方にも，在宅リハビリテーション栄養は有用です．

　第1章：在宅リハビリテーション栄養の必要性が"Why"，第2章：在宅リハビリテーション栄養評価が"What"，第3章：在宅リハビリテーション栄養ケアプランが"How"という構成としました．全体を読むことで多職種連携や地域連携を含めて，在宅リハビリテーション栄養の実践に活用できると考えています．今回，ほとんどの執筆者は在宅で勤務されていて，在宅の臨床現場を熟知しています．大変お忙しい中，執筆してくださった皆様に深謝いたします．

　日本リハビリテーション栄養研究会（https://sites.google.com/site/rehabnutrition/）では，リハビリテーション栄養の臨床研究を推進しています．2014年から3日間のリハビリテーション栄養研究デザイン学習会を開催しています．その効果もあり，回復期リハビリテーション病院や急性期病院では，リハビリテーション栄養のエビデンスが徐々に蓄積されています．しかし，在宅リハビリテーション栄養のエビデンスは現在，症例報告レベルです．今回の書籍をきっかけとして，在宅リハビリテーション栄養の実践と同時に臨床研究も広がればと考えています．

　日本リハビリテーション栄養研究会の会員数は，2015年8月時点で約4,600人となりました．今後は国内だけでなく海外，特にアジアでリハビリテーション栄養の考え方を広めるつもりです．リハビリテーション栄養に関心のある方は，ぜひ日本リハビリテーション栄養研究会にご入会ください．

　最後に医歯薬出版株式会社の小口真司さんには，今回も企画，執筆，編集などで大変お世話になりました．心よりお礼申し上げます．

2015年9月

若林秀隆

【監　修】

日本リハビリテーション栄養研究会

【編　者】

若林　秀隆　横浜市立大学附属市民総合医療センターリハビリテーション科

【執筆者】

建宮　実和　訪問看護ステーション結わい
髙﨑　美幸　鶴巻温泉病院栄養サポート室
川口　雅史　株式会社リクオリア　デイサービス＆リハビリスタジオ　リフィットプラス
岡田　晋吾　北美原クリニック
若林　秀隆　横浜市立大学附属市民総合医療センターリハビリテーション科
藤原　大　　宮城厚生協会坂総合病院リハビリテーション科
長谷川　聰　タカノ薬局湘南秋谷
江頭　文江　地域栄養ケアPEACH厚木
藤本　篤士　札幌西円山病院歯科
白石　愛　　熊本リハビリテーション病院歯科
吉村　芳弘　熊本リハビリテーション病院リハビリテーション科
江藤　美鈴　訪問看護ステーションひまわり
諸冨　伸夫　ゆみのハートクリニック
奥村　圭子　在宅栄養支援の和
古谷　房枝　いきいきメディカルマイホーム
小津美智子　Colors訪問看護ステーション
水野　優子　社会福祉法人くるみ会くるみ学園
越後　雅史　ハッピーリーブス
濵口　陽介　川崎市北部リハビリテーションセンター　百合丘障害者センター　在宅支援室
上野理美子　横浜市立大学附属市民総合医療センターリハビリテーション部
東澤　雪子　藤沢市北部歯科診療所
豊田　義貞　松井調剤薬局まつばら
吉村　由梨　刀圭会協立病院栄養課
中原さおり　JA三重厚生連鈴鹿中央総合病院栄養管理科
喜多　敦子　れいんぼう川崎在宅支援室リハビリテーション係

（執筆順）

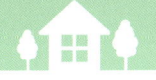

目次　在宅リハビリテーション栄養

第1章　在宅リハビリテーション栄養の必要性 …… 1

1. **なぜ在宅リハビリテーション栄養か：看護師の視点から** …… 2
   はじめに　2／看護師からみた在宅リハビリテーション栄養とは　2／在宅リハビリテーション栄養の必要性　5／在宅リハビリテーション栄養の課題　5

2. **なぜ在宅リハビリテーション栄養か：管理栄養士の視点から** …… 9
   はじめに　9／管理栄養士からみた在宅リハビリテーション栄養とは　10／在宅リハビリテーション栄養の必要性　12／在宅リハビリテーション栄養の課題　13

3. **なぜ在宅リハビリテーション栄養か：理学療法士の視点から** …… 15
   はじめに　15／理学療法士からみた在宅リハビリテーション栄養とは　15／在宅リハビリテーション栄養の必要性　16／在宅リハビリテーション栄養の課題　17／おわりに　18

4. **なぜ在宅リハビリテーション栄養か：医師の視点から** …… 20
   はじめに　20／在宅リハビリテーション栄養とは　20／在宅リハビリテーション栄養の必要性　22／在宅リハビリテーション栄養の課題　24／おわりに　25

第2章　在宅リハビリテーション栄養評価 …… 27

1. **在宅リハビリテーション栄養での国際生活機能分類の活用法** …… 28
   はじめに　28／心身機能・身体構造　29／活動　30／BADL　30／IADL　31／AADL　31／QOL・生きがい　31

2. **在宅での参加・環境因子・個人因子の評価** …… 33
   はじめに　33／活動と参加　34／環境因子　36／個人因子　37／おわりに　37

3. **在宅での栄養評価** …… 39
   はじめに　39／在宅療養患者の特徴　39／栄養スクリーニング　40／身体計測　41／採血データ　42／おわりに　43

v

4. **在宅での食生活評価** ……………………………………………………………………… **44**
   はじめに　44／食事摂取量の評価　44／食生活評価　47

5. **在宅でのサルコペニア・フレイル評価** ……………………………………………… **50**
   サルコペニアの評価　50／フレイルの評価　51／在宅でのフレイル・サルコペニア評価　53

6. **在宅での摂食嚥下障害，オーラルフレイル評価** …………………………………… **58**
   はじめに　58／在宅スタッフの口腔，嚥下に対する意識　59／在宅で求められる簡便，短時間，見える化スクリーニング　60／ROAGとは　62／在宅での口腔機能障害　63／ROAGによるオーラルフレイルの早期スクリーニング　65

7. **在宅リハビリテーション栄養の予後予測と訓練内容判断** ……………………… **68**
   在宅リハビリテーション栄養の予後予測と目標設定　68／在宅リハビリテーション栄養の計画内容の判断　69／在宅リハビリテーション栄養の訓練内容判断の実際　71

第3章　在宅リハビリテーション栄養ケアプラン …………………………………………… 73

1. **在宅リハビリテーション栄養を考慮したケアプランの作り方** ……………… **74**
   はじめに　74／在宅要介護高齢者を取り巻く日常生活環境の実状　74／日本の介護保険制度とケアプランの示す自立支援　75／ケアプランの要となるアセスメント方法　76／おわりに　79

2. **在宅での多職種連携のあり方** ………………………………………………………… **80**
   はじめに　80／なぜ今，連携なのか　80／連携を阻害する因子　81／在宅での多職種連携の実際　82／おわりに　83

3. **在宅でのリハビリテーション栄養ケアプランと事例紹介：**
   看護師の視点から ………………………………………………………………………… **84**
   はじめに　84／事例紹介　85／リハビリテーション栄養評価　85／ゴール設定　85／リハビリテーション栄養ケアプラン　86／経過　86／考察　88／おわりに　89

4. **在宅でのリハビリテーション栄養ケアプランと事例紹介：**
   管理栄養士の視点から ………………………………………………………………… **90**
   はじめに　90／事例紹介　91／リハビリテーション栄養評価　91／ゴール設定　92／リハビリテーション栄養ケアプラン　92／経過　93／考察　94

5. 在宅でのリハビリテーション栄養ケアプランと事例紹介：
   理学療法士の視点から ··· **96**
   はじめに 96／事例紹介 96／リハビリテーション栄養評価 97／ゴール設定 98／リハビリテーション栄養ケアプラン 98／経過 99／考察 99

6. 在宅でのリハビリテーション栄養ケアプランと事例紹介：
   作業療法士の視点から ·· **101**
   はじめに 101／事業の紹介 102／事例紹介 103／リハビリテーション栄養評価 105／ゴール設定 105／リハビリテーション栄養ケアプラン 106／作業療法経過 106／おわりに 107

7. 在宅でのリハビリテーション栄養ケアプランと事例紹介：
   言語聴覚士の視点から ·· **109**
   はじめに 109／事例紹介 109／経過 111／考察 112

8. 在宅でのリハビリテーション栄養ケアプランと事例紹介：
   歯科衛生士の視点から ·· **114**
   はじめに 114／事例紹介 114／リハビリテーション栄養評価（訪問開始時） 115／ゴール設定 116／リハビリテーション栄養ケアプラン 116／経過 116／考察 118

9. 在宅でのリハビリテーション栄養ケアプランと事例紹介：
   薬剤師の視点から ·· **120**
   はじめに 120／事例紹介 120／リハビリテーション栄養評価 121／ゴール設定 123／リハビリテーション栄養ケアプラン 124／経過 124／考察 125

10. 在宅の食環境問題と支援 ··· **126**
    はじめに 126／問題点①：低栄養 127／問題点②：口腔機能低下 127／問題点③：サルコペニア 130／問題点④：骨粗鬆症 132

11. 在宅でのリハビリテーション栄養サマリーの活用法 ························· **134**
    はじめに 134／リハビリテーション栄養サマリーの特徴 134／記載内容 137／記載時のポイント 138／活用法 138／課題 141／おわりに 142

12. 在宅でのテクノエイドの活用法 ··· **143**
    はじめに 143／事例① 143／事例② 145／川崎市における住宅改修・補装具作製について 147／在宅リハビリテーションサービス事業 148／おわりに 148

   索引 ··· **149**

第1章

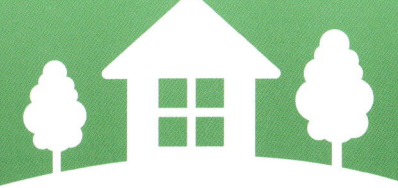

在宅リハビリテーション栄養の
必要性

1. なぜ在宅リハビリテーション栄養か：看護師の視点から

 ポイント

- 在宅リハビリテーション（以下リハ）栄養において，看護師は患者・家族がケアに主体的に参加することを促す役割である．
- 在宅リハ栄養の実践は，患者の本来の表情や姿に戻ることを助ける．
- いつかは誰もが家族介護をする，他者に介護されるという当事者意識をもって多職種から学び，予防につなげる．

はじめに

ICFにおいては，生活機能上の健康状態は，身体がどのように変化しても，活動・参加の統合された全体としてあり続けられる．その時々の在りようは「生活機能の変容」として位置づけられ，生活機能の変容は，その時々の「全体特性の変容」として位置づけられる[1]．

障害や疾病により，身体がどのように変化しても，周囲との関係性のなかで調和していれば，それで「健康」とする．その意味付けや解釈などのきっかけをつくり展開を促す存在として看護は機能する．看護師は関係者との信頼関係を丁寧に築き，ストレングスモデルを前提にした意思決定を支援し，ケアを行いながら，当事者主権の自助を支援することで，介護の経験からお互いに学び合える関係をつくることができる．

看護師からみた在宅リハビリテーション栄養とは

1) 支援者も環境因子の一部となり，本人の可能性を膨らませる

ICFにおけるアセスメントの目的は，各要素に分類して個別に分析することではなく，各要素に注目しながらも有機的に絡み合う，統合された「生きていることの全体像」をとらえることにある[1]．訪問看護師は支援者として日々のかかわりや語らいのなかでその人とともにアセスメントを行い，その人にとってのより良い支援の在りようを，専門職として日々検証することが求められる．

人間の精神や身体を「統合された全体」「一つの全体」としてとらえるのであるから，部分ごとに細分化されてしまってはその本質をとらえられない．われわれ「観察者(医

師，看護師）」は「生活者（患者・家族）」を客観視し，「現在起きている問題を解決させる方向へ操作すべき対象」としてみなしてしまいがちである．生活者の意思を無視した，医療介護職の専門的判断によるケアプランが作成されることも，時折見受けられる．

「統合された全体」とは，われわれ観察者も含んだ世界であり，互いに相手によって自分の役割が定められる．何らかの生活機能低下を有した当事者とその家族，専門家である観察者を取り囲む世界が調和し，当事者主体で展開していくために，専門家は，当事者とその家族の生活や，これまで過ごしてきた人生について丁寧に傾聴しなければならない．なぜなら，彼らはすでに自分の個人因子や環境因子について，専門家よりもよく知っており，誰もが自分の人生の専門家であるからだ．だから，在宅リハ栄養は，「低栄養に栄養剤」を，「廃用に運動」をあてがえばよいという単純な話ではない．

患者は「生きて，そこにいるという仕事を懸命に行う存在」であり，患者自身が納得できる選択をするプロセスを支えていくことが，専門家に求められる．医療介護従事者が，専門職として本当の意味で"促進因子"であることができるかは，表出されたデマンド（要求）をいかに多く聴き，デザイア（欲求）をともに感じ，総合的に捉え，未来を見据えて真のニーズを把握していけるかが重要と大川は述べている[2]．

そのなかで，看護師はさまざまな健康状態にある患者の訴えにどう対処するか，自分には何ができるのかという行動と思考が常に問われる．人間を「全人的に理解する」ということ，「生活を支える」の「生活」をどう捉えるかにおいて，その人の生きる楽しみや希望をともに大切にし，可能性を膨らませるためのきっかけづくりを行う．また，多職種が協働するためのプラットフォームをつくり，関係職種につなぎ，情報提供を行い，具体的にチーム設計に働きかけることが重要である．

2）本人と家族主体の介護経験を促し，お互いに学び合う

ケアを受ける環境の理想は実に人それぞれである．その人，その家族全体の生きることに対する熱意や思い，あるいは迷い・戸惑いに，丁寧に耳を傾ける．すると，病院では一言もしゃべらなかった患者が冗談を話すようになったり，手を合わせて「ありがとう」と言ったり，もう何もできないと看取りを決めて退院したような患者が，新聞を広げて読むようになったりする．家族は驚きと同時に，「家に帰ると決めてよかった」と安堵の表情をみせ，療養生活を支えていくことに自信と希望をもち，ケアに参加することができる．患者や家族のケアへの参加度が増すことで「こうしたい」「こうだったらいい」という希望をはじめて安心して話すことができる．そして，障害や疾病と向き合ってきた経験を語りだす．

デューイは，真実の教育はすべて経験を通して生じ，何よりも重要なことは経験の「質」にかかっていると述べている[3]．経験は連続したものであり，いかなる経験も引き続き起こる後の経験の質に影響を与える．また，経験は個人と環境の相互作用によって起こる．個人と環境のインターフェイスにあるのがリフレクションであり，デューイはリフレクションが確保されて初めて経験の質を向上させることができると説いている[4]．

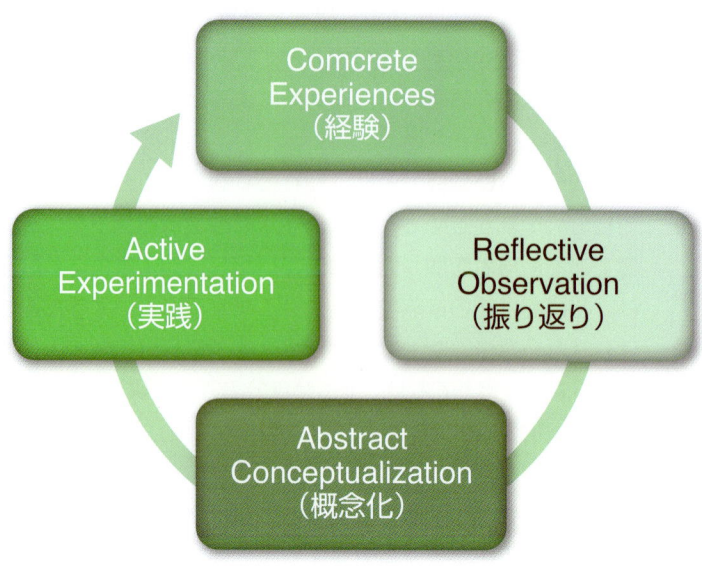

図1　デイヴィッド・コルブの経験学習モデル　　　　　（Kolb, 1984)[5]

　家族介護はチームプロジェクトである．自らの経験から独自の知見を本人と家族が自分たちの力で紡ぎだす．看護師はそれを支援しなければならない．Kolbの経験学習モデルにあるように（**図1**）[5]，本人と家族が経験を語ることによって実践体験を振り返り，その後の療養生活に役立つ独自の知見に気づいて概念化する．毎日のケアの実践を繰り返すことで，療養生活は本人と家族が自らの力で営まれ，展開していく．その人本来の，その家族の本来の姿を取り戻し，危機や課題を乗り越えるごとに家族間の関係性が深まり，ケアに意味付けがなされる．そして療養生活を主体的に展開していくことにつながる．すると，支援する側が思いもよらなかった姿をみせる．

　この経験を療養生活の知恵として，本人と家族が自信をつけながら，正のスパイラルを描いていけるかは，支援者がリフレクションとフィードバックをどのように行うかにかかっている．本人と家族にとって，または支援するチームの関係者にとって看護師は「語るべき他者」でいられるかということが問われる．つまり，「あの人になら話せる」と思われるような信頼関係を築いていくことが重要である．本人と家族が考えて行ったことを承認し，困っていることや迷っていることに耳を傾け，そのうえでの判断を労い，意味付けを行う．安易に了解して先回りしたり，答えを出すべきではない．むしろその姿に学ぶべきことや発見がたくさんあるからである．

　「学べること」はこれからの最重要付加価値である．仕事をしながら，自らの老いに備えること，自分らしく老いるために何が大切か，患者を支援しながら学ぶことができるのが，在宅リハ栄養の魅力である．

在宅リハビリテーション栄養の必要性

高齢者の低栄養への対処不足と高まるリハビリテーションの需要

　高齢者においては低栄養の罹患率が高いことが知られているが，見逃されやすいともいわれている．高齢者はさまざまな基礎疾患を抱えており，生理身体機能の個人差が大きい．認知症やうつ状態など精神的な影響を受けやすく，低栄養の症状が腎臓や呼吸器，心臓など各臓器機能の低下による症状の背後に隠されてしまう．しかも低栄養の進行は緩徐で，その変化に気づきにくい．また高齢者の低栄養の病態を医療・介護・福祉にかかわるスタッフが正確に把握できていないことも大きな原因の一つである[6]．

　一方，在宅でのリハは死亡率低下をもたらしたとする報告もあり[7]，昨今の需要はますます高まっているが，低栄養のリスクをはらむ状況で高齢者が栄養管理をせずに，積極的なリハを行うことは危険である．トレーニングを行うことでより多くのエネルギーを消費し，さらなる体重減少や骨格筋量低下を招く恐れもある．サルコペニアやフレイル対策として必要なのは，転倒や骨折をさせないように行動抑制することではなく，転倒や骨折をしにくい身体づくりと環境整備であり，栄養ケアとその人に負担をかけないリハを，本人が楽しんで納得しながら行えることが重要である．

　まずは，医療・介護・福祉にかかわるスタッフが低栄養の病態を理解し，早期発見して対処する方法を考えていくのが先決であるものの，急速な高齢化に専門職の教育システムが追いついていないのが現状である．今後多くの人が経験するであろう家族介護を，リハ栄養の実践と学びの場として活かし，親を介護する世代がサルコペニアやフレイル，低栄養による弊害を知ることによって，自らの疾病予防につなげていくことから始めたい．

在宅リハビリテーション栄養の課題

1）経済的な負担，家族への負担をどう扱うか

　在宅領域では，食事の準備をするのは家族である．つまり，患者の栄養管理は家族か介護職の準備する食事に委ねられる．食材と栄養剤を購入する経済的負担を背負うのも家族である．水分摂取と排出のIN-OUTバランス，摂取熱量，食形態など，これらすべてを毎日家族が考えて1日3度の食事を準備することになるため，その負担は大きい．今後，介護保険の自己負担の割合も増額することが予想される．経済的なバランスを考えた予後予測，ゴール設定と持続可能なプランニングは大きな課題となるであろう．

2）看護師は患者に関係するすべての人との信頼関係構築の要に

　昨今の医療提供体制の変革のなかで，以前は医療機関内で療養するよりほかなかった医療依存度の高い患者も在宅への移行が進められている．実際に当ステーションでも，「状態が安定したので退院」ではなく，「医療依存度・要介護度も高く，呼吸状態

が不安定．発熱と解熱を繰り返すが，在院日数が延長していて，これ以上治療しようがないので退院」という，頻回の訪問を必要とする患者の依頼が増えている．

看護師は患者・家族の声だけでなく，患者にかかわるすべての人の声を聞くことが大切である．患者本人のニーズに現在の治療とケアが本当に合っているのか，関係者の声から評価し，医療と介護の橋渡しを行い，柔軟に対応することが求められる．

ほんの一瞬だとしても，患者本人が満足した表情をみせることがあれば，かかわる側は報われる．その経験が，危機的な状況や喪失感を乗り越えるための糧になるのではないだろうか．

3）支援者のわきまえが患者とその家族に主体的なケアへの参加を促す

在宅ではリハも栄養管理も，家族もしくは介護職がつくる毎日の食事や，生活動作を活かした自主トレーニングに依るところが大きい．週に数えるほどの，限られた時間の専門職の訪問のみでは解決できない問題が山積する．そのため，患者と特にその家族に，主体的にケアに参加してもらわなければ，在宅リハ栄養は成立し得ない．

支援者には常に，問題解決の「神の手」になろうとする誘惑と，「神の手」になってほしいという患者や家族からの期待がある．向谷地[8]は，支援者の「神の手にならない」というわきまえとそれを体現する支援の形が回復の質を決定すると述べている．とくに高齢者は疾病や障害により自助能力が限られていると考えられやすいため，従来の医学モデルでは高齢者が自力でできることの強化よりも支援者側がすべきこと，できることなどが重視されやすい．患者ができないことをやってあげようとする自己満足の補完的介護，リスク管理という名目での保護・管理的な議論と介入が行われやすい．すると，医療・介護・福祉への依存度は増す一方で自助を促すことはできず，むしろ患者の自立を阻害する．

この関係性の違いに気づき，シフトチェンジすることが課題となる．単に地域に出てリハ栄養を実践するのではなく，「患者を信じて働きかける」というケアモデルの転換を含む看護実践が求められる．

4）ストレングスモデルを前提にしたアセスメント

近年，高齢者ケア領域でもストレングスモデルの考えを前提にした意思決定支援，ケアの実践が検討されている[9]．ストレングスモデルはアメリカのカンザス大学が拠点となり，1990年まで実践やモデル化が進められてきた障害者への支援技法である（**図2**）．ストレングスとは，すべての人は目標や才能や自信を有しており，またすべての環境には資源や人材や機会が内在していると定義され，問題より可能性を，強制ではなく選択を，病気よりむしろ健康をみるようにするという考えである．その成果として，患者のケアマネジメントへの満足度が高まり，地域での生活欲が向上し，再入院率も低下し，結果的にコスト抑制にも貢献することがわかった[10]．

ストレングスモデルの重要な成果は，生活の質，満足度の向上，目標の達成などである．問題を解決することが目標なのではなく，何かを達成することにある．単に生き延びることではなく，発展することであり，希望をもつことであり，ストレスに打ち克ち，成功する喜びである．また，ストレングスアセスメントは問題を列挙するの

図2 クローン病のAさんのストレングスアセスメントシート例

現在のストレングス	願望・熱望	過去の資源
私の今のストレングスは？ 才能，技能 個人の環境の人とりそうス	何がしたいか？ 何が欲しいか？	個人，社会，環境 どんなストレングスを つまく使うしきたか
家／日常生活		
家族と一緒に住んでいる	自分が生まれた町に旅行に行きたい	知りあいの建築士に住宅改修してもらってとても気に入っている
財産・経済／保証		
障害手当を受給している	安心して利用できるレスパイト施設がほしい	病院でレスパイトできるようになった
就労／教育／専門知識		
企画・アイデアがたくさんある	もとの仕事に戻りたい	今までの企画が認められ本になって売れている
支援者との関係性		
妻が頼りになる支援者	理解してくれる支援者をもっと増やしたい	頼りになる主治医と関係が続いている
快適な状態／健康		
見守りで杖歩行ができる	もっと歩けるようになりたい	通所リハ，訪問リハ利用
レジャー／余暇		
食欲があり，栄養状態は改善傾向	友人とおいしいものを食べに行きたい	知りあいのシェフに身体にあうメニューを考えてもらった
スピリチュアリティ／文化		
知人に手紙をかいて現在の思いを伝えられる	また本をつくりたい	映画・音楽に詳しく，博識

ではなく，未来志向の行動や，目的思考の活動に焦点を当てている[11]．

　支援者を導くための構造化された質問はない．そのため，いかに患者の回復が促進されるかを哲学的に理解している支援者を必要とする．ストレングスアセスメントは患者の人生における日常に光を当てるためのツールであり，患者の回復に役立つ「パーソナル・メディシン」の強力な源となる[12]．

5）いつかは誰かに介護される当事者意識を高める

　生活ができればそれでいいのではなく，誰もが自分を活かしていきたい，活かされることに満たされて生きているのではないだろうか．

　しかしながら看護とは問題解決の過程であり，そのモデルは介入の概念と密接に結びついている．人間の対処能力の欠如に注目することは支援に関する一般的な見方であり，問題をもっているから支援を必要としているという信念は，すべての治療観に共通している．問題はその人の欠陥，あるいは能力不足とみなされ，専門家によって定義され，欠陥を克服するように方向付けられる．専門家はしばしば人間を診断名で扱ってしまい，あるいは，「もう年だから仕方がない」で片付けてしまう．

　だが人間は，地域で普通に相互依存的に生活し，楽しみ，働き，役割を得たいのである．何のための栄養管理で，何のためのリハなのか，目的を明確にしておく必要がある．単に欠陥を克服しようとするだけのリハ栄養であってはならない．現代の生活

の大部分は，相互依存的であり，人間の生活の場の質に寄与する要因には個人因子と環境因子がある．その人が心のなかで望んでいることを承認し，「本当は○○したい」というその人の目標を達成するのに役に立つ資源をいかに提供し，ともに環境をつくることができるかどうかが問われる．

誰もが老いを迎え，障害とともに生きる可能性がある．いつかは誰かの介護をし，介護される日が来る．在宅リハ栄養を実践することは，患者・家族にかかわりながら，自分自身の老いに対する備えをし，多職種と学びあいながら関係性を深めていくことでもある．その結果として，連携は育まれるのではないだろうか．

（建宮実和）

文献

1) 川島孝一郎：「生きることの全体」を捉える「統合モデル」とは何か．訪問看護と介護 **19**：140-145, 2014.
2) 大川弥生：「よくする介護」を実践するための ICF の理解と活用―目標思考的介護に立って，中央法規出版, 2009, pp112-121.
3) ジョン・デューイ：経験と教育，講談社, 2011, pp29-41.
4) 中原 淳，金井壽宏：リフレクティブ・マネジャー，光文社新書, 2009, pp137-141.
5) Kolb DA：Experiential learning：experience as the source of learning and development, Prentice Hall, 1984.
6) 吉田貞夫：在宅における栄養管理の必要性とその実践．地域リハ **10**：10-15, 2015.
7) Gitlin LN et al：Effect of an in-home occupational and physical therapy intervention on reducing mortality in functionally vulnerable older people：preliminary findings. *J Am Geriatr Soc* **54**：950-955, 2006.
8) 向谷地生良：技法以前，医学書院, 2009, pp12-31.
9) 佐久川政吉・他：高齢者におけるストレングスの概念．沖縄大紀 **11**：65-69, 2010.
10) 白澤政和：ストレングスモデルの考え方．月刊ケアマネジメント **3**：34-36, 2006.
11) チャールズ・A・ラップ，リチャード・J・ゴスチャ：ストレングスモデル，第3版，金剛出版, 2014, pp3-178.
12) Deegan PE：The lived experience of using psychiatric medication in the recovery process and a shared decision-making program to support it. *Psychiatr Rehabil J* **31**：62-69, 2007.

2. なぜ在宅リハビリテーション栄養か：管理栄養士の視点から

ポイント
- リハと栄養サポートを組み合わせることにより，家族と在宅患者の Enjoyment of Life に貢献できる．
- 地域包括ケアシステム構築は，在宅リハ栄養を進めるチャンス．
- 在宅リハ栄養の基本は，「介護する人もされる人も Happy に！」．

はじめに

　リハ栄養とは，「栄養状態も含めて ICF（国際生活機能分類）で評価を行ったうえで，障害者や高齢者の機能，活動，参加を最大限発揮できるような栄養管理を行うこと」と定義されている[1]．これまでリハ栄養と言えば，病院，施設が中心であった．その理由は，リハにしろ栄養にしろ，専門職が「箱」（病院，施設等）のなかにいて，対象者が箱のなかにやってくるというのが，当たり前のスタイルだったからだと思う．しかしながら，ICF で評価を行うにあたり，「箱」のなかにいては判断できない因子が複数あるのがわかる（**図1**）．その人がその人らしく，住み慣れた土地で暮らすことを支えるためには，専門職が「箱」から飛び出していくことが必要だと感じる．筆者自身も在宅訪問を経験してから，病院内での栄養管理に関する考え方が大きく変わった．自慢にはならないが，もし管理栄養士として在宅訪問を経験していなかったら，仕事に行き詰まり，栄養士を続けていられなかったに違いない．

　管理栄養士の仕事の対象は「ヒト」であって「モノ」ではないはずと思いながらも，施設内ではどうしても「モノ」に縛られがちである．一人ひとりに真摯に向き合いたいと思いながらも，食事の場面では，施設のルールや制約に縛られることは否めない．一方で在宅では，施設内では考えもしない問題やエピソードに遭遇する．患者・家族の考えに栄養士の側が寄り添うことで，はじめて栄養管理を先に進めることができる．同じような問題を抱えているケースであっても，それぞれの環境や価値観，生活スタイルによって，目指すべきゴールが異なることも多い．

　在宅リハ栄養を知ることで，管理栄養士だからこそできる無限の可能性にワクワクするはずである．本項では，筆者の経験も交えながら，「なぜ在宅リハ栄養か」という大きなテーマについて考えてみたい．

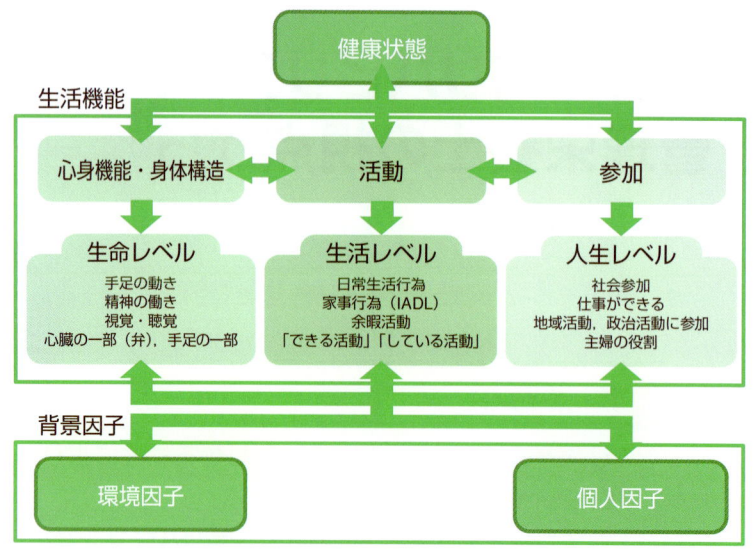

図1 ICF（国際生活機能分類）モデル 2001，ICF モデル一部改変

🏠 管理栄養士からみた在宅リハビリテーション栄養とは

　当院では，2013年4月に居宅療養管理指導の実施体制を構築した．NST活動を専門に行う栄養サポート室で人員配置ができたこと，先行して地域に活動の場を広げていたリハ部のバックアップを得られたことが，実現の大きな理由となった．「リハと栄養はベストカップル」という奇しくも同年2月の日本静脈経腸栄養学会 in 金沢での大村健二先生の講演タイトルを実践した形であった．

　訪問理学療法士（PT）から「体重減少のため立位保持の体力がなく歩行訓練が進まない」，訪問作業療法士（OT）から「心理面の問題により食事量低下があり，生活全般に意欲低下がみられる」などリハに関係した栄養問題の相談や，訪問言語聴覚士（ST）から食形態の評価や調理アドバイスの希望が出るなど，訪問リハの現場から訪問栄養食事指導の新規利用者につながる事例も多い．

　以下に2013年4月〜2015年3月までの当院の実績を報告する．利用者の合計は73名で，男性45名，女性28名である．男性の平均年齢は75.3 ± 8.8歳，平均要介護度3.5 ± 1.4で，女性の平均年齢は79.4 ± 12.8歳，平均要介護度4.1 ± 1.4であった．男性が女性より年齢が若く，要介護度が低いのは，先行研究でも同様で，平均寿命の問題というよりは，男女で在宅リハの栄養問題のニーズが異なることが影響していると考えている．

　男性の場合は，妻の死去などの理由で独居になった方の調理指導や要介護状態の男性がより重度の妻を介護するために，家庭での調理や買い物指導希望のニーズがある．実際の家庭の台所で自宅にある調理器具を用いた食事準備や自宅近くのスーパーでの買い物支援が，それまで据え膳で食事をしてきた男性の自立支援につながっている．

　次に対象者の栄養問題，介入理由は**図2，3**のようになっている．在宅では摂食嚥

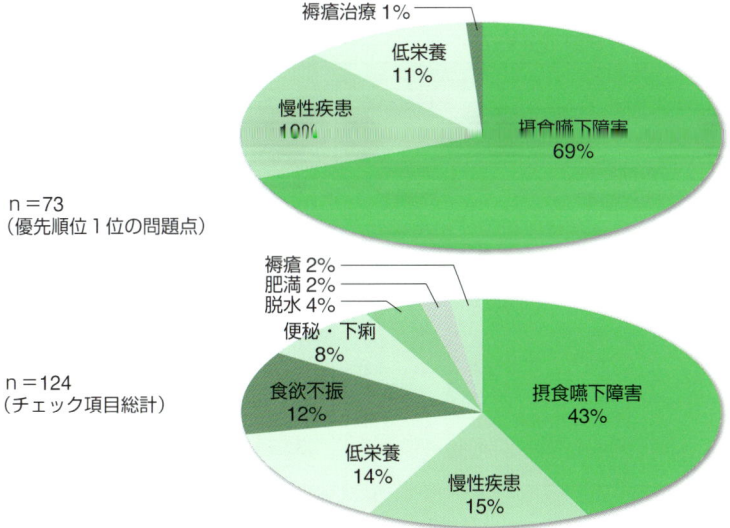

図2 医師の指示書でチェックされた栄養問題
在宅高齢者では，一人で複数の栄養問題を抱えるケースが多いことがわかる．

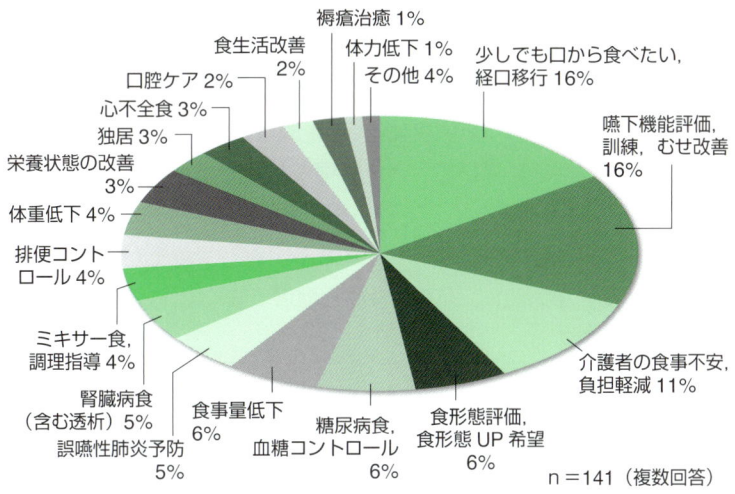

図3 依頼内容（介入目的）
訪問栄養食事指導の介入内容は，多岐にわたっている．

下障害での訪問希望が非常に多く，介護保険と医療保険では栄養食事指導の対象者の条件が異なることが大きな理由と思われる．実際の内容は，少しでも家族と同じものが食べられないかなど，その方の機能に合わせた食形態・食事内容への対応にとどまらず，機能低下を防ぐとともに，機能改善を図るリハ的なかかわりが求められる．

表は，2015年2月審査分の介護給付費実態調査月報〔第11表　介護サービス単位数要介護状態区分・サービス種類内容別（3-1）〕である．他職種と比べて，管理栄養士による居宅療養管理指導の利用は圧倒的に少ない．要介護度の低い利用者は生活リハ（日常生活全般をリハと捉えた機能維持，食支援）を含めた介入，要介護度の高い

表 介護給付費実態調査月報（第11表 介護サービス単位数要介護状態区分・サービス種類内容別）（3-1）

2015年2月審査分（単位：千回（日・件））

		総数	要介護1	要介護2	要介護3	要介護4	要介護5
居宅療養管理指導		602,096	103,135	129,601	123,960	123,088	122,303
医師	（Ⅰ）（一）	25,487	3,269	4,890	4,759	5,731	6,837
	（Ⅰ）（二）	13,347	2,631	2,820	2,926	2,757	2,212
	（Ⅱ）（一）	73,808	9,872	14,341	13,914	15,708	19,972
	（Ⅱ）（二）	83,475	16,261	18,169	17,717	17,371	13,956
歯科医師（Ⅰ）		43,448	6,033	10,027	8,963	8,417	10,008
歯科医師（Ⅱ）		79,016	14,152	17,181	17,332	16,546	13,804
薬剤師	（Ⅰ）医療機関（一）	1,217	210	260	205	226	315
	（Ⅰ）医療機関（一）・特別薬剤加算	48	10	9	9	14	5
	（Ⅰ）医療機関（二）	1,301	269	306	276	271	180
	（Ⅰ）医療機関（二）・特別薬剤加算	2	-	2	-	-	-
	（Ⅱ）薬局（一）	44,338	8,386	10,100	7,548	7,460	10,842
	（Ⅱ）薬局（一）・特別薬剤加算	2,016	294	487	391	391	454
	（Ⅱ）薬局（二）	118,845	23,537	26,638	25,463	24,178	19,028
	（Ⅱ）薬局（二）・特別薬剤加算	279	36	65	40	70	69
管理栄養士（Ⅰ）		725	118	145	109	128	225
管理栄養士（Ⅱ）		1,022	145	187	221	253	215
歯科衛生士等（Ⅰ）		32,380	4,115	6,816	6,352	6,199	8,898
歯科衛生士等（Ⅱ）		81,342	13,798	17,160	17,733	17,368	15,283
看護職員（Ⅰ）		1	-	0	-	0	-
看護職員（Ⅱ）			-	-	-	-	-
看護職員（准看護師）（Ⅰ）		0	-	-	-	0	-
看護職員（准看護師）（Ⅱ）			-	-	-	-	-

利用者は，摂食嚥下訓練，家族への調理指導が介入の中身となっていると思われる．

生活期（維持期）のリハ栄養には，潜在的なニーズがあふれている．いかに気づき，つながり，専門性を発揮して，満足を得られるかが，在宅での管理栄養士の生き残りの鍵となる．「栄養ケアなくしてリハなし」「栄養はリハのバイタルサイン」は，在宅でも共通のリハ栄養のキーワードであろう．管理栄養士からみた在宅リハ栄養は，「衣食住」の「食」を入口に，「住み慣れた地域で安心してその人らしく暮らす」を全力で支えることである．

在宅リハビリテーション栄養の必要性

図3の依頼内容をみると，食事を口から食べること自体がリハになっている事例の存在がうかがえる．毎月のように誤嚥性肺炎で入院していた方が，管理栄養士の訪問介入後，一度も誤嚥性肺炎で入院していないと，家族，ケアマネジャーから評価されている事例があった．事例の初回訪問時，口臭と入れ歯の汚れが気になり，歯を磨くことからのスタートであった．本人は入れ歯を外すことを嫌がり，家族も入れ歯は外したことがないと言い，それでもなんとか歯磨きの了承を取り付けて，洗面所で入れ歯を外して洗ったところ，洗面所が真っ黒になるほどの汚れで，肺炎発生の要因であったことは否めなかった．この場合奏功したのは栄養改善というより，口腔ケアの実践であったが，生活リハの側面では，口腔ケアの自立は大きな成果と考えている．すべての職種が揃う病院・施設内とは異なり，在宅では各職種が少しずつ専門領域を拡大して，利用者に必要なケアやリハを提供できるようにすることが肝要である．

在宅リハ栄養において，病院や施設との最大の違いは，食形態，食事内容，リハ内

容などが一定にできないことである．本人や家族の生活習慣や食習慣をよく確認したうえで，嗜好や習慣に合わせて何が最善かを考え，家族や介護スタッフらと協働して，具体的でかつ実践可能なリハの方針を立てるようにすべきである．リハと栄養サポートを上手に組み合わせることにより，家族を含めた在宅患者のQOLが向上し，Enjoyment of Life に貢献できるものと考える．また，病院で医師から，「経口摂取は禁止．食べたら肺炎になって死んでしまう」と言われて退院してきた事例があった．本人の「食べたい」という強い気持ちと家族の「食べさせたい」思いに，在宅医と訪問看護師，訪問栄養士などが介入することで安全に食べることができた．おいしく食べられたときの患者と家族の笑顔やありがとうの言葉は，医療人として一個人として最高にHappyな瞬間である．思いが強ければ，絶対食べられるとは言えないが，できる機能を最大限引き出すことで，環境調整，食形態調整をうまく行えば，楽しみ程度でも最期まで経口摂取が可能な場合がある．管理栄養士は，各職種，患者，家族の隙間を埋めながら，残存機能を生かし「食」を支える必要がある．うれしい瞬間を共有できることが在宅リハ栄養の醍醐味であり，必要性の源であると考えている．

在宅リハビリテーション栄養の課題

今後，人口動態的に死亡者数が増加すると予測され，在宅死や施設での看取りが増えてくるものと思われる．当院でも，余命2カ月と言われて退院してきた肝不全，腎不全の事例を経験した．在宅主治医に，「看取りの患者に栄養士が介入する意味がない」と言われたが，「治療食を教えに行くのではなく，人生最期だからこその食支援が必要である」と指示書を依頼し，栄養士が介入できた．その方は，自宅で経口摂取のみで6カ月過ごすことができた．それをきっかけにその在宅主治医から4名の患者を紹介してもらえた．訪問栄養指導は，始める前は何をしてくれるのかイメージが湧きづらくお金を出してまで行う必要はないと思われがちであるが，一度利用するとそのよさがわかるサービスだと実感している．当院サービス開始1年後のケアマネジャーへのアンケート結果を示す（**図4**）．

個人の尊厳というと大げさかも知れないが，終末期において，本人が何を望み，どう生きることがHappyかを考え，最期の時間を充実して過ごす支援が必要である．地域包括ケアシステムという言葉は，在宅リハ栄養のこれからを考えるうえで，非常に重要な概念と考えている．地域ケア会議の出席者は，介護福祉系職種が多い．医療職が参入した際，医学用語の壁がコミュニケーションを難しくしがちだが，食事や栄養の側面から利用者の問題を話していくと共通用語で語れることを経験する．リハに関しても似た側面があるように感じる．地域ケア会議成功の鍵は，医療介護福祉の立場を超えた連携が実現できるかどうかにかかっているように思う．その意味でもリハと栄養は地域のなかに溶け込んでいくことが必須と考える．在宅ならではのNSTがイメージできる．

もう1点，地域包括ケアシステム構築の鍵は，日本中で画一的な方法ではなく，各地域の事情に応じた役割分担を考えることである．これまで厚生労働省は，モデル地域の実践方法を全国に広げる手法を推進してきたように思うが，各病院でNSTの形

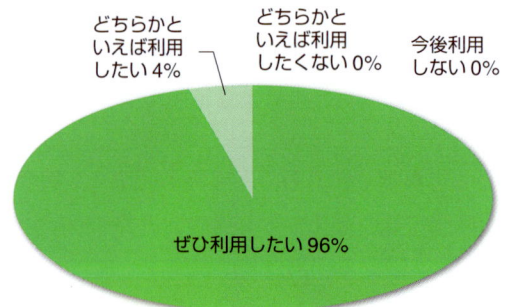

n＝27（利用者31名中4名ケアマネジャー重複のため）

図4 ケアマネジャーの評価
記載コメントより
＊一人ひとりの体力，摂食嚥下状態にあった食事の姿勢・食形態の指導を受けることで，本人は食事でのむせが減り，安楽に食事ができるようになった．
＊具体的なアドバイスや指導を受けることで，家族の食事への不安感が解消され，1日3回の食事，在宅生活を続けていくうえでも大切なことのひとつだと思う．

が異なるように，地域の事情（環境や人材，サービス内容）に応じたシステム構築を目指すべきである．在宅リハ栄養も同じで，それぞれの地域で，ひいてはそれぞれの患者を取り巻く条件で，実現可能な最大限の効果を得られる役割分担を行うことである．地域包括ケアシステムの構築は，在宅リハ栄養を進めるチャンスになると思われる．

また，一口に専門職といっても個々人のスキルや考え方に差があるのは当然である．摂食嚥下障害者への介入も同一施設や病院内であれば，ある程度スタッフの考え方やスキルがわかるが，地域で他事業所と協同する場合は，患者・家族の希望だけでなく，かかわっている事業所スタッフの想いと方針のすり合わせを行う必要がある．在宅の場では，医療職以上に福祉職・介護職の果たす役割が大きい．摂食嚥下障害者の経口摂取に積極的ではない在宅主治医が存在するのも事実である．その下では，残念ながら患者・家族の「食べたい」，「食べさせたい」想いをかなえることは難しい．実際，主治医の治療方針と本人・家族の想いのすれ違いから，在宅主治医の変更が行われた事例を経験した．主治医変更後は，経口摂取訓練が進み，通所施設でも食事が開始できるまでになった．複数の事業所で情報を共有し，同じ目標に向かって，本人・家族とともにリハ栄養に取り組んだ結果である．

在宅リハ栄養は，「介護する人もされる人もHappyに！」を合言葉に，患者や家族の想いに最大限に寄り添い，「食を支える」ために職種・職域を超えた連携が求められる．事例ごとに異なるメンバー・事業所による在宅NSTの構築を推進していきたい．

（髙﨑美幸）

文 献

1) 若林秀隆（編）：リハビリテーション栄養Q&A，中外医学社，2013，p2．

3. なぜ在宅リハビリテーション栄養か：理学療法士の視点から

> **ポイント**
> - 栄養療法の対象は医療的ケアが必要な患者に多く，生活維持期の患者に対する取り組みは少ない．
> - 在宅リハ栄養では肥満症などの低栄養ではない栄養不良者に対する栄養管理も不可欠である．
> - かかわる専門職の組み合わせ方により障害に関係なく質の高い生活を過ごすことができる．

はじめに

「栄養ケアなくしてリハなし」「栄養はリハのバイタルサイン」の声をもとに，近年の日本の医療界ではリハ栄養の概念が定着してきている．患者の栄養状態に配慮した運動負荷量の設定とエネルギーバランスに見合う栄養療法の両輪が，病状の早期改善もしくは維持に有益であることからリハ栄養のコンセプトは急速に広く知れわたった．

本項では，急性期・回復期を終え，在宅復帰された生活維持期の患者のリハと栄養管理について，理学療法士（PT）の視点から整理したい．

理学療法士からみた在宅リハビリテーション栄養とは

リハ栄養は，対象者の能力を最大限発揮できるような栄養管理とリハ管理を行うこととされるが，現在の栄養サポートチーム（NST）による介入は主に入院患者を対象とし，医療機関の役割となる身体機能面の改善を目的とする取り組みが多い．しかし，入院患者が退院し，在宅生活に復帰した後の食事には嗜好や経済状況など個人・環境の因子が強く影響するため，たとえ医療機関による必要性の観点からの栄養管理の指示があっても，エネルギー量を計算した調理を毎日行うことは困難である．

訪問栄養士を中心とした要介護高齢者に対する個別の栄養ケアに取り組む活動が着々と増えているが[1]，対象となるのは医療的ケアの必要度の高い患者である．しかし，われわれPTが在宅リハで対象とする患者は，病態が比較的安定した状態で慢性的な後遺症を有しながら生活を維持していることが多く，前述のような取り組みでの

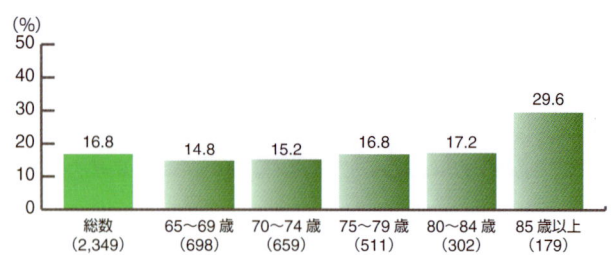

図　低栄養傾向の高齢者の割合　　（厚生労働省，2014）[2]

表　要介護度別にみた介護が必要となった主な原因（上位3位）　　　（単位%）

要介護度	第1位		第2位		第3位	
総数	脳血管疾患（脳卒中）	18.5	認知症	15.8	高齢による衰弱	13.4
要支援者	関節疾患	20.7	高齢による衰弱	15.4	骨折・転倒	14.6
要支援1	関節疾患	23.5	高齢による衰弱	17.3	骨折・転倒	11.3
要支援2	関節疾患	18.2	骨折・転倒	17.6	脳血管疾患（脳卒中）	14.1
要介護者	脳血管疾患（脳卒中）	21.7	認知症	21.4	高齢による衰弱	12.6
要介護1	認知症	22.6	高齢による衰弱	16.1	脳血管疾患（脳卒中）	13.9
要介護2	認知症	19.2	脳血管疾患（脳卒中）	18.9	高齢による衰弱	13.8
要介護3	認知症	24.8	脳血管疾患（脳卒中）	23.5	高齢による衰弱	10.2
要介護4	脳血管疾患（脳卒中）	30.9	認知症	17.3	骨折・転倒	14.0
要介護5	脳血管疾患（脳卒中）	34.5	認知症	23.7	高齢による衰弱	8.7

（厚生労働省，2014）[7]

栄養ケアの対象となることが少ないのが現状と思われる．

在宅リハビリテーション栄養の必要性

　高齢者人口の増加に伴い，栄養管理や食事の支援が必要な人の割合も増加している．平成25年国民健康・栄養調査[2]によると，低栄養傾向の高齢者の割合は16.8%，85歳以上においては約3割（**図**）である．2009年の栄養改善マニュアル[3]においても，特定高齢者・要支援者の約30%が栄養改善の必要があると指摘している．横山ら[4]は，脳血管疾患の維持期の患者の約70%に低栄養者が存在するとし，またその重症化はADL，認知・注意力の低下と関連することを示唆している．特に，摂食嚥下機能の弱化や歯の喪失など口腔機能の問題が高齢期では頻発し，これらはサルコペニアや低栄養との関連が明らかにされている[5,6]．

　在宅リハの現場においても，体力や筋力が失われ，日常生活動作の能力が低下している症例が多い．問診にて食事状況を聴取すると，明らかな摂取エネルギー量の不足や偏食の内容が多いことから，背景には低栄養の問題を抱えていることが推測される．介護が必要になる原因疾患のなかでも特に脳血管疾患は，重度の要介護状態に陥りやすく（**表**）[7]，摂食嚥下障害の好発と，その障害の約5%の患者が生活維持期にまで誤嚥が残存するとされている[8]．そのことがサルコペニアや低栄養に関与し，要介護状態から抜け出せないといった負の循環に陥っている印象を受ける．

　以上のことから，理学療法の実施中に，栄養不良の問題を改善することができれば

効果が相乗するのではないかとリハ栄養の必要性を感じる瞬間が頻繁にある．しかし，在宅環境においては容易に栄養管理が行えるわけではないことを日々痛感する．柴ら[9]は，生活機能の低下は単に生物学的な老化現象によって一方向的に進むのではなく，生活習慣やリハのあり方により修飾されるとしている．このことは，高齢者の生活において介護サービスや専門職のかかわり方の組み合わせによっては，年齢や障害に関係なく質の高い生活を過ごすことができるということである．そのため，生活維持期でのリハ栄養の実現は，残存機能を維持・改善し，生活改善の希望や意欲を提供することにつながるものと期待したい．

在宅リハビリテーション栄養の課題

在宅環境において，栄養改善の概念とリハを併用していくためには，急性期や回復期の病院を退院後，それまでに取り組まれていた栄養管理の内容を在宅生活にどう生かすかが重要であると考える．そのために，解決が必要な課題は大きく分けて3つあると筆者は考える．

1）患者個人の多様なライフスタイルに合わせると病院と同様の栄養管理は難しい

食べることは個人の価値観により異なり，特に高齢者においては長年の人生のなかで形成された感覚に基づき日々の食事スタイルが存在している．入院の際，医療機関にて初めて低栄養を指摘される高齢者も多く，入院時の低栄養状態は在院日数の延長や在宅復帰率の低下と関連する[10]．しかし，低栄養を抱えていても在宅生活に不自由を感じていない限り，栄養管理を受け入れてもらえないことが多い．栄養改善を目的とした医療介護専門職からの助言は，高齢者世帯や介護力が不足している世帯にとっては介護負担が増え，ストレスとなることもあり，栄養療法の実行に至らないことが少なくない．また，食が細くなったことや，手間を省くことを理由に菓子パンやインスタント食品のみを一食とする独り暮らしの高齢者や，家族と同居であっても日中は独りとなるために火の取り扱いが許されずコンビニ弁当で済ますケースなど，病院からの栄養管理の継続が難しい背景には食習慣や環境の要因によることも多い．

私見として，食事は個人や各家庭特有の文化でもあると考える．村上[11]は，「文化が人間の精神的知的活動の現れであり，その本質が人々の心の在り様の集大成ならば，（中略）心の在り様を，科学的手法で明瞭に浮かび上がらせることは不可能である」としている．個人や環境の因子に重きを置かれる在宅環境での栄養管理については，常に科学的根拠を求める医学の観点とは別の角度からも見据えるべきかもしれない．

2）在宅リハビリテーション開始時の栄養情報の不足

PTとして，在宅リハの現場で患者の栄養状態を把握するためには，皮膚の血色，浮腫の有無，周径やBMIの測定値，食事摂取状況の聞き取りなどの結果を基礎疾患と照らし合わせて判断する程度である．そのため，介護支援専門員からの依頼後，サービスの開始に至ったものの医学的情報もなく"そもそも筋力強化をしてよい状態なの

か"と迷う場面が多いのが実状である．栄養状態の把握が不十分なままプログラムを実施し，禁忌を侵している可能性も否めず不安を抱えたまま臨床に挑んでいるPTも多いのではないだろうか．

このような栄養状態についての情報不足の問題は，医学的な申し送り書類を医療機関に要求し，揃えるだけでは解決しないと感じる．問題を打開するには，介護支援専門員によるケア計画に移動能力や暮らしぶりといった患者の介護情報と同じ扱いとして，栄養に関する課題と解決策の提案が取り上げられ，それらについて当然のように多職種で協議できるよう，リハと栄養管理の両面から問題点を共有できる地域づくりが必要になる．

3）在宅リハビリテーション栄養の対象患者は低栄養者のみではない

栄養改善関連の加算は，虚弱や廃用症候群の患者に多くみられる低栄養状態の改善が対象であり，肥満症者など低栄養ではない栄養不良者に対する支援制度は存在しない．しかし，生活維持期では栄養バランスの偏った食生活が続くことで，基礎疾患の再発リスクが高まる恐れとなることは容易に想像がつく．在宅リハの目的となる患者とその家族の暮らしの質を保障し，社会参加へつなげるために，病態の安定を維持しなければならない．そのためには，栄養管理の対象を低栄養者にとどめることなく，低栄養とは断定できないものの栄養不良が懸念されるようなグレーゾーンの患者を見逃さないことも，在宅環境でのリハ栄養を実践するうえで重要な項目と考える．

このようなことから，私見ではあるが，栄養強化されたドリンクや補助食品を，栄養不良の是正や理学療法を行う際の機能強化ツールとして併用したいと考える．地域で暮らす高齢者に対して，アミノ酸の摂取はサルコペニア予防目的として推奨されている[12]．前沢ら[13]は，抗酸化栄養補助食品を荷重負荷の際に併用することで，毛細血管の退行を予防したうえで筋萎縮を回復させられるとしている．また，竹垣ら[14]は，抗酸化物質を補うことで悪液質による筋萎縮を予防する可能性を示唆していることなど，筋萎縮に対する各種の栄養学的アプローチは数多く検討されている[15]．

このように，一筋縄では進めることができない在宅環境の栄養管理においては，リハ患者の栄養不良を見抜き，服薬状況を踏まえて医師や薬剤師，管理栄養士に相談しながら，介護予防または機能強化の観点から栄養補助食品を積極的に利用するべきであると考える．

🏠 おわりに

本項では，主に在宅で過ごす生活維持期の患者に対するリハと栄養管理の課題をPTの視点で整理した．今後，地域包括ケアシステムにおけるPTの役割は，患者の機能改善のみならず社会とのつながりをつくることとされ，地域においてより一層の多職種との連携の強化が必要とされる．そのなかでも，PTは従来のリハの視点にとどまらず，栄養管理の視点を含めた課題を実生活に落とし込んだうえで多職種と共有し，地域に貢献していくことが不可欠と考える．

〔川口雅史〕

文献

1) 一般社団法人日本健康・栄養システム学会:居宅高齢者の栄養ケア・マネジメントのための居宅療養管理指導の実態把握とその体制に関する研究.平成24度老人保健事業推進費等補助金老人保健健康増進等事業報告書,2012.
2) 厚生労働省:平成25年国民健康・栄養調査:http://www.mhlw.go.jp/file/04-Houdouhappyou-10904750-Kenkoukyoku-Gantaisakukenkouzoushinka/0000068070.pdf(平成27年5月6日引用)
3) 厚生労働省:第4章 栄養改善マニュアル.介護予防マニュアル(平成24年3月改訂版):http://www.mhlw.go.jp/topics/2009/05/dl/tp0501-1_05.pdf (平成27年5月6日引用)
4) 横山絵里子,中野明子:血管性認知障害のリハビリテーション―慢性期脳卒中の栄養状態と認知機能,運動機能の検討.脳卒中 **32**:634-640,2010.
5) 宮崎秀夫・他:歯・口腔の健康と栄養.健康長寿社会に寄与する歯科医療・口腔保健のエビデンス2015,公益社団法人日本歯科医師会:192-203,2015:http://www.jda.or.jp/pdf/ebm2015Ja.pdf(平成27年5月6日引用)
6) 独立行政法人国立長寿医療研究センター:食(栄養)および口腔機能に着目した加齢症候群の概念の確立と介護予防(虚弱化予防)から要介護状態に至る口腔ケアの包括的対策の構築に関する調査研究事業.平成25年度老人保健事業推進費等補助金老人保健健康増進等事業実施報告書,2014.
7) 厚生労働省:平成25年国民生活基礎調査:http://www.mhlw.go.jp/toukei/saikin/hw/k-tyosa/k-tyosa13/(2015年5月6日引用)
8) 日本脳卒中協会:脳卒中後の嚥下障害-その治療方法と予後,患者・家族が注意すべきこと:http://www.jsa-web.org/jsanews/jn7/jn7a.html(2015年5月6日引用)
9) 柴 喜崇,渡辺修一郎:「Aging in placeを見据えた高齢者に対する予防戦略」地域在住高齢者における加齢に伴う生活機能の変化およびその予防の考え方.理学療法 **41**:321,2014.
10) 神野雄哉・他:回復期病院の疾患別にみる入院時の栄養状態と予後に関する検証.第49回日本理学療法学術大会抄録集,2014.
11) 村上征勝:文化を図る―文化計量学序説,朝倉書店,2002,pp2-6.
12) 原田 敦・他:サルコペニア:定義と診断に関する欧州関連学会のコンセンサスの監訳とQ&A:http://www.jpn-geriat-soc.or.jp/info/topics/pdf/sarcopenia_EWGSOP_jpn-j-geriat2012.pdf(平成27年5月6日引用)
13) 前沢寿亨・他:廃用性筋萎縮に伴う毛細血管退行の回復過程に及ぼすアスタキサンチンによる栄養サポートの効果.第49回日本理学療法学術大会抄録集,2014.
14) 竹垣淳也・他:悪液質による筋萎縮に対する抗酸化物質を用いた栄養サポートの予防効果.第49回日本理学療法学術集会抄録集,2014.
15) 山下結衣・他:寝たきり患者の筋萎縮に対する栄養学的アプローチ.化学と生物 **50**:357-362,2012.

4. なぜ在宅リハビリテーション栄養か：医師の視点から

> **ポイント**
> - 低栄養もしくは低栄養に陥る可能性が高い高齢者が多く，リハと栄養管理を切り離して考えることはできない．
> - 栄養管理はただ単に栄養指標を改善するために行うのではなく，在宅の障害者や高齢者の機能，活動，参加を最大限発揮できるように行う．
> - 栄養ケアプランを考えるにあたっては患者の個別性に合わせて計画を立てる必要があり，また患者の情報を関係職種がリアルタイムで共有することが必要になる．

はじめに

　社会の高齢化や病院の機能分化の進展に伴い，在宅医療が注目を浴びてきている．在宅医療の対象者は高齢者が多く，またさまざまな慢性疾患をもっており，褥瘡発生，転倒，誤嚥，低栄養などのリスクが高い患者である．在宅患者がたとえ障害をもっていてもその人らしく生きるためにはリハ栄養がとても重要であり，今では在宅医療にかかわる多職種がうまく連携することによって質の高い在宅医療を提供できる地域が増えてきていると感じている．しかし，在宅医療といってもその療養環境は複雑であり，自宅だけでケアを受けている患者は少なく，ショートステイやデイサービスなど療養場所を組み合わせて利用していることが多い．

　また，最近は老人ホームなどの施設で終末期を迎え，われわれが看取ることも増えてきている．在宅医療は病院医療と違い，所属の違う各職種がそれぞれのプランに従い行動し医療や介護を提供することになる．そのため栄養ケアプランを考えるにあたっては患者の個別性に合わせて計画を立てる必要があり，また患者の情報を関係職種がリアルタイムで共有することが必要である．

在宅リハビリテーション栄養とは

　国際生活機能分類（ICF）における健康状態の特徴は，①身体の完全性を表すものではないことにある．②身体的には不自由であったり，障害をもっていたとしても，

③その身体機能をうまく利用しながら適応できる活動（生活行為など）を行い，④その身体のありのままで参加（生活参加・社会参加など）が行えるように計らうことにより，⑤身体の不完全さに囚われない生き方，その人固有の「生きることの全体」が維持されることとされている．以前は医療者は患者の病気・けが・事故などに起因した身体の不具合にだけ着目し，いかに身体の不具合を早く改善するかにだけ興味をもつことが多かった．

　しかし現在では，高齢化の進展とともに障害をもちながらよりよく生きる手立てを探さなければならない世の中に変わってきており，そのためこれからは単に「身体を治す」にとどまらず，むしろ治らなくても「人を癒す」方策が必要となっている．そのために必要なのが生活機能，つまり「生きることの全体」の視点でものごとを考えることである．障害をもつ身体でありながらそれに囚われることなく，でき得る限りの活動・参加を通して「生きることの全体」を充実させることが重要となっている[1]．

　一方リハ栄養とは，栄養状態も含めて ICF で評価を行ったうえで，障害者や高齢者の機能，活動，参加を最大限発揮できるようなリハや栄養管理を行うことであり，「生きることの全体」を充実させるということに大きく貢献すると考えられる．在宅患者においても何らかの障害を伴っているが，身体の不自由さに囚われない生き方，すなわちその人らしい生き方を支えていくことがとても大切である．在宅で多くみられる低栄養患者，障害者の方々の ADL，QOL を最大限高めるためには，リハと栄養管理を切り離して考えることはできず，リハ栄養の考え方がとても有用となる．在宅リハ栄養でも評価のポイントは，①栄養障害を認めるか評価する．認める場合には何が原因でどの程度か評価し，②サルコペニア（広義）を認めるかを評価して，認める場合，何が原因でどの程度か評価する．③さらに摂食嚥下障害を認めるか評価する．④現在の栄養管理は適切か，今後，栄養状態はどうなりそうか判断する．⑤機能改善を目標としたリハを実施できる栄養状態か評価する，という 5 項目をしっかり評価することから始める[2]．

　在宅患者では訪問リハ，通所リハを受けていることも多いが，リハを強化しても適切な栄養管理を行わなければリハの効果が得られないばかりか，体重が減少して全身の筋肉量や持久力が低下する症例も経験する．逆に漫然と退院時の栄養管理のままで投与することで肥満になり，代謝的合併症を起こしていることもある．このような例を避けるためには定期的にケアカンファレンス（サービス担当者会議）などでリハや栄養管理の内容について情報を共有して患者の状態に応じてリハ栄養プランを立てることがとても大切である．そして定期的に栄養状態を評価して，刻々と変化する患者の状態に応じて適切な栄養管理を提供できる体制をつくることが在宅でも求められる．また，在宅患者では食事摂取可能な患者であっても在宅療養が長くなってきているとむせがでてきたり，食事摂取が進まなくなってくることがある．逆に退院時の摂食嚥下機能評価で経口摂取が不可能といわれた患者も在宅での栄養管理やリハにより経口摂取の可能性がみえてくる場合もある．そのため地域のリハ医，耳鼻科医，歯科医などと連携して摂食嚥下評価や嚥下訓練などを行える連携体制を築いておくことがとても大切と考えている．最近では在宅医療に積極的に取り組む歯科医，歯科衛生士も増えてきており，訪問看護師，介護者とも連携して口腔内を清潔にするなどの口腔

表 在宅患者の基礎疾患

①脳血管障害後遺症	⑥慢性呼吸不全
②老人性認知症	⑦慢性心不全
③老人性運動障害	⑧重症糖尿病
④神経難病	⑨老衰　　など
⑤悪性腫瘍末期	

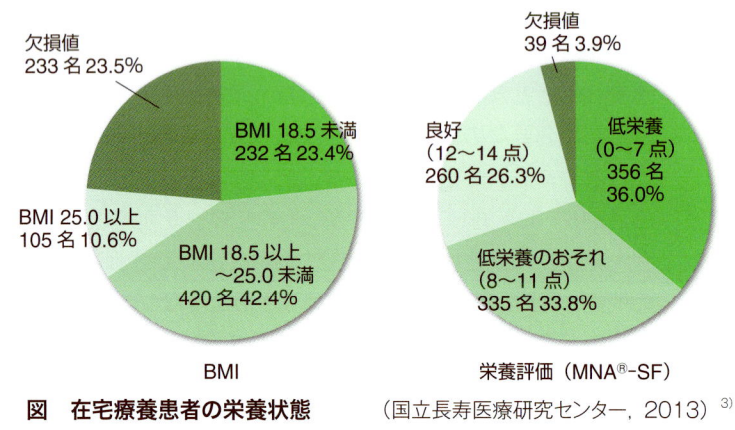

図 在宅療養患者の栄養状態　　　　　（国立長寿医療研究センター，2013）[3]

ケアにより肺炎の予防に努めることが大切である．「栄養ケアなくしてリハなし」「栄養はリハのバイタルサインである」という言葉は在宅医療においてもとても重要と考えている．

在宅リハビリテーション栄養の必要性

　在宅医療の対象者の多くは高齢者であり，基礎疾患はさまざまで低栄養状態もしくは低栄養のリスクを抱えている（表）．栄養管理は在宅療養を快適に継続するための基本であり，特に予備力が少ない高齢者にとっては在宅生活のQOL維持・向上のためには栄養管理がとても重要となっている．在宅療養患者の栄養状態には，疾患の状態や介護環境など，多くの要因が影響を及ぼしていることが挙げられる．2013年に行われた研究では65歳以上の在宅療養患者990名を対象としており，男性は384名（38.8％），女性606名（61.2％）についての調査ではBMIを18.5未満，18.5以上〜25.0未満，25.0以上の3群に分けると18.5未満が23.4％，18.5以上〜25.0未満が42.4％，25.0以上が10.6％であった．MNA®-SFを用いた栄養評価では低栄養は36.0％，低栄養のおそれあり33.8％，栄養状態良好は26.3％であった（図）[3]．この研究では低栄養状態であるほど介護度，自立度が悪く，口腔，嚥下機能の低下がみられた．褥瘡，誤嚥性肺炎の既往も栄養状態が悪くなるほど罹患していた．低栄養のおそれがあると低栄養のものを合わせると約7割であるが，経口摂取をしているものが約9割という結果である．この結果から経口摂取において十分な栄養摂取ができて

いない在宅療養患者がいることが推測される．このような患者に対して栄養士が栄養管理に関与するとともにリハを適切に行うことで QOL の向上に大いに役立つことが考えられる．

在宅医療の多くの対象者は基礎疾患をもつ高齢者であり，栄養障害や摂食嚥下障害を伴っていることが多い．たとえ現在栄養障害や摂食嚥下障害を示していなくても在宅患者は栄養学的予備力が少なく，何らかの侵襲が加わることにより容易に低栄養状態に陥るリスクを伴っている．そのため栄養状態を定期的に評価して早い段階から適切な栄養管理を行うことがとても重要な意味をもっており，在宅患者の栄養状態に関しては低栄養，サルコペニア，悪液質という病態を理解して対応することが必要とされている．

1）低栄養

在宅患者の多くは低栄養状態もしくは低栄養のリスクをもっている．在宅患者はちょっとしたきっかけで食事が摂れなくなったりすることも多く，簡単に PEM（蛋白質・エネルギー低栄養状態；protein-enegy malnutrition）に陥る．また PEM に陥るとさまざまな障害を引き起こす．免疫機能の低下から肺炎を起こしたり，褥瘡発生・悪化，骨折，認知機能の低下などを起こし，患者や介護者にとって大きな負担をもたらすことになる．そのため PEM を早期にみつけ栄養介入を行い低栄養状態を改善させることが大切となる[4]．

2）サルコペニア

最近在宅医療でもサルコペニア（sarcopenia）という病態が注目をあびている．サルコペニアに陥ることにより呼吸機能の低下，摂食嚥下機能の低下などさまざまな身体機能障害を起こすことが知られており，最終的には廃用症候群のような病態になってしまう．サルコペニアに陥らないようにするためには運動（リハ），栄養管理がとても重要であり，在宅医療においてもリハ栄養という考え方が注目され始めている[5, 6]．そのため在宅療養の計画を立てる時にはリハスタッフ，栄養士を含めた多職種で検討することが重要と考えている．

3）悪液質

悪液質（cachexia）は悪性腫瘍，心不全などに種々の消耗性疾患により起きる栄養代謝障害である．炎症性サイトカイン産生に伴う異化亢進状態と考えられており早期から骨格筋の減少，体重減少が認める．早期では原疾患に対する治療や栄養・薬物療法を積極的に行うことが必要と考えられるが，より進行した状態になると治療抵抗性となり，栄養療法よりも症状のコントロールに重点をおく方針へのギアチェンジを考えることも必要になる．在宅では，がんのターミナル患者に多くみられる病態である．人間が生活をするために栄養摂取が不可欠であり，人生の最期まで栄養管理が必要となる．

在宅医療ではさまざまな疾患をもつ患者に対して多様な療養環境において栄養管理を行わなければならない．患者の栄養状態は患者の基礎疾患の状況，嚥下機能などの

患者が維持している機能，患者の嗜好，患者を支える介護環境などによって成り立っている．そのためにはしっかり栄養状態を評価して何が患者の栄養状態に影響しているのかを考えながら栄養ケアプランを立てることがとても重要と考える．また，同じ経腸栄養であっても介護者の負担を減らすような方法を考えて提示することも大切となる．栄養管理はただ血中のアルブミン値などの栄養指標を改善するために行うのではなく，在宅患者が目標をもちその目標を達成するために行うことが重要と考えている．たとえばリハを行って歩けるようになって社会復帰するためであればリハに合わせた栄養管理計画を立てることが大切となる．たとえがんのターミナルであっても温泉に行きたい，ゴルフに行きたいという希望があるならその希望をかなえるためにどのようなリハや栄養管理プランを選択すればよいかを患者や家族と一緒に考えることも大切である．さらに浮腫などを起こさず安らかに亡くなるための栄養管理を考えることも必要である．在宅では病院で行うよりも患者や家族と同じ目標を共有してその目標を達成するための栄養管理を行うという楽しさを感じることがあり，多くの職種が積極的に参加することが望まれている．そして多職種でどのような要因が低栄養に関連しているのかについて，在宅療養患者の栄養状態と，本人の身体状況，環境要因などを合わせて検討することが必要であると考えられる．

在宅リハビリテーション栄養の課題

　在宅医療は医療を行うだけでなく，患者や介護者を支えるためにはさまざまな介護サービスを利用することがとても重要である．よいプランを立てることができないと，医療，介護スタッフのストレスになるだけでなく，患者や介護者にとっても大きな負担になってしまう．在宅医療の担い手としては在宅医，訪問看護師，ケアマネジャー，薬剤師，栄養士，ヘルパー，歯科医師，歯科衛生士，リハスタッフなど多職種がある．さまざまな職種がその特性を生かして活動しており，それぞれの専門性を保ちながら多職種が協働することでより質の高い在宅療養生活を継続することが可能になっている．在宅医療は病院医療と違い，所属の違う各職種がそれぞれのプランに従い行動し医療や介護を提供することになる．そのため栄養ケアプランを考えるにあたっては患者の個別性に合わせて計画を立てる必要があり，また患者の情報を関係職種がリアルタイムで共有することが必要になる．すでに在宅医療のさまざまな現場でリハスタッフが活躍しているが，今後増えてくるであろう在宅終末期ケアにおいてもリハスタッフの知識，技術が必要とされていると感じている．

　栄養管理は在宅移行後も継続していかなければならないが，中核病院以外では栄養管理の専門家が少なく，在宅や施設では実際の栄養管理に困ることも多い．在宅療養患者の栄養管理を行うためには栄養管理についての基礎的な知識の普及を図り，地域全体での栄養管理技術のレベルアップを目指して地域のすべての職種が参加できる勉強会などを開催することも大切と考える．在宅で質の高い在宅リハ栄養を行うためには在宅医療にかかわるすべての職種が目標を共有することが重要であり，また状態が変化した場合においても一堂に会して話し合い，最適な栄養ケアプランを立て直すことがとても大切である．地域のさまざまな研究会などに積極的に出席して在宅医療に

たずさわる多職種と顔なじみになるとともにリハスタッフが在宅医療で何ができるのかということをアピールしてほしいと考えている．

おわりに

　現在の医療，社会状況では地域医療連携を行わなければ医療・福祉資源を効率的に活用して質の高い医療を提供することは不可能と考える．その一方で慢性疾患患者，在宅療養患者は増加しており，栄養管理を必要としている患者が多い．そのような患者に対して早期から栄養評価を行い適切な栄養ケアプランを提供し，継続的に栄養管理を行えるシステムをつくることが求められる．生活機能の低下した在宅高齢者に対しては，運動機能や栄養状態の改善を目標とするだけでなく心身機能，活動，参加のそれぞれの要素に働きかけることで在宅患者のADL，QOLを高め，その人らしく生きがいや自己表現を行えるよう支えることが求められている．バランスのよいリハ栄養の提供は在宅医療においてもとても重要と考えている．

（岡田晋吾）

文　献

1) 川島孝一郎：平成22年度老人保健事業推進費等補助金（老人保健健康増進等事業分），「生きることの全体」を支えるICF（国際生活機能分類）に基づく医療・介護等の包括的提供と運営戦略に関する調査研究事業，2011, p66.
2) 若林秀隆：リハ栄養とはなんですか．なぜリハで栄養が重要なのですか．リハビリテーション栄養Q&A（若林秀隆編著），中外医学社，2013, p2.
3) 国立長寿医療研究センター：平成24年度老人保健健康増進等事業　在宅療養患者の摂食状況・栄養状態の把握に関する調査研究報告書，平成25年3月．
4) 小野沢 滋：在宅医療と栄養管理．在宅栄養管理（小野沢 滋編著），南山堂，2010, pp3-12.
5) 佐竹昭介：サルコペニアとは．臨床栄養 **118**：561-565, 2011.
6) 若林秀隆：リハビリテーション栄養．サルコペニアの摂食・嚥下障害（若林秀隆・藤本篤士編），医歯薬出版，2012, pp56-60.

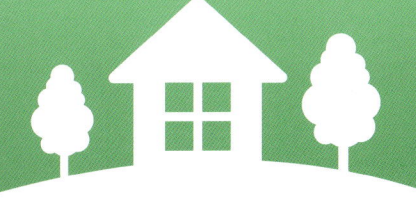

第 2 章

在宅リハビリテーション栄養評価

1. 在宅リハビリテーション栄養での国際生活機能分類の活用法

> **ポイント**
> - 心身機能では，意識，見当識，知的，睡眠，視覚，聴覚，痛み，排便，排尿の機能評価が重要である．
> - 活動では，BADL，IADL，AADL の3種類に分けて評価することが重要である．
> - QOL・生きがいは，HRQOL，NHRQOL，生きがい・幸福人生の満足に分類される．

はじめに

　リハ栄養とは，栄養状態も含めて国際生活機能分類（International Classification of Functioning, Disability and Health；ICF）で評価を行ったうえで，障害者や高齢者の機能，活動，参加を最大限発揮できるような栄養管理を行うことである．つまり，ICF を活用することなしにリハ栄養を実践することは難しい．

　ICF は，人間と環境との相互作用を含めて，人間の健康状態を系統的，全人的に評価するツールである．大きく「生活機能と障害」と「背景因子」に分類され，生活機能と障害は心身機能・身体構造，活動，参加，背景因子は個人因子，環境因子でそれぞれ構成される（**図1**）[1]．本稿では，ICF の心身機能・身体構造と活動の活用法に

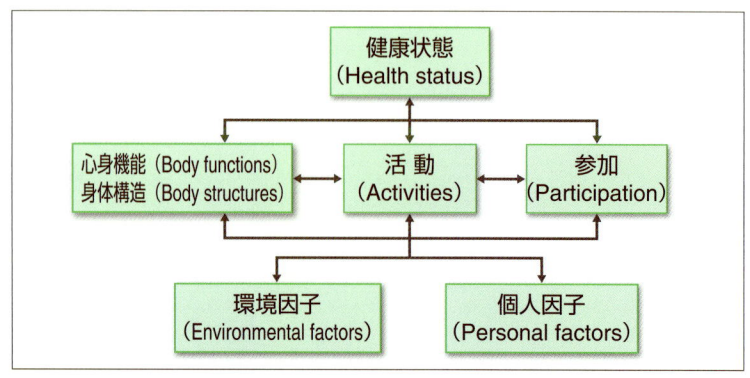

図1　国際生活機能分類（ICF）　　　　　　　　　　　　　（障害者福祉研究会，2002）[1]

表1　ICF：心身機能

第1章	精神機能（全般的精神機能，個別的精神機能）
第2章	感覚機能と痛み（視覚，聴覚と前庭，その他の感覚，痛み）
第3章	音声と発話の機能
第4章	心血管系・血液系・免疫系・呼吸器系の機能
第5章	消化器系・代謝系・内分泌系の機能
第6章	尿路・性・生殖の機能
第7章	神経筋骨格と運動に関連する機能
第8章	皮膚および関連する構造の機能（皮膚，毛と爪）

表2　ICF：身体構造

第1章	神経系の構造
第2章	目・耳および関連部位の構造
第3章	音声と発話にかかわる構造
第4章	心血管系・免疫系・呼吸器系の構造
第5章	消化器系・代謝系・内分泌系に関連した構造
第6章	尿路性器系および生殖系に関連した構造
第7章	運動に関連した構造
第8章	皮膚および関連部位の構造

ついて解説する．ただしICFでは，個人の生活機能は各概念の複合関係にあり，各概念間には双方向の関係が存在する．そのため，各概念を別々に評価するだけでは不十分で，双方向の影響を考慮することが必要である．

心身機能・身体構造

　ICFの心身機能・身体構造には，**表1，2**の項目が含まれる．心身機能・身体構造で栄養，摂食嚥下，サルコペニアに関連する項目を除くと，意識機能，見当識機能（時間，場所，人），知的機能，睡眠機能，視覚機能，聴覚機能，痛みの感覚，排便機能，排尿機能の評価が，在宅リハ栄養では重要である．

　意識機能，見当識機能（時間，場所，人），知的機能の評価には，改訂長谷川式簡易知能評価スケール（HDS-R）やミニメンタルステート検査（MMSE）が有用である．睡眠機能では，不眠症の原因（ストレス，身体疾患，精神疾患，生活習慣，薬剤，原発性など）と症状（入眠障害，中途覚醒，早朝覚醒，熟眠障害）の評価が重要である．

　感覚障害では，視覚障害，聴覚障害，しびれ感を含む痛みの評価が重要である．特に高齢者では，何らかの感覚障害を有することが多い．適切な評価と介入で感覚障害の改善はある程度，可能であるにもかかわらず，放置されていることが少なくない．

　排便機能では，便秘と便失禁の評価が重要である．便秘は，機能性（弛緩性，痙攣性と直腸性），器質的，症候性（代謝性および内分泌疾患），薬剤性に分類される．便失禁は，切迫性，溢流性，機能性に分類される．たとえば，切迫性と機能性の合併し

表3 ICF：活動と参加

第1章	学習と知識の応用（目的をもった感覚的経験，基礎的学習，知識の応用）
第2章	一般的な課題と要求
第3章	コミュニケーション（コミュニケーションの理解，コミュニケーションの表出，会話並びにコミュニケーション用具および技法の利用）
第4章	運動・移動（姿勢の変換と保持，物の運搬・移動・操作，歩行と移動，交通機関や手段を利用しての移動）
第5章	セルフケア
第6章	家庭生活（必需品の入手，家事，家庭用品の管理および他者への援助）
第7章	対人関係（一般的な対人関係，特別な対人関係）
第8章	主要な生活領域（教育，仕事と雇用，経済生活）
第9章	コミュニティライフ・社会生活・市民生活

た便失禁の場合，骨盤底筋訓練，移動訓練，住環境整備などによって改善できる可能性がある．

排尿障害には，排尿回数の異常，尿線の異常，排尿困難，尿閉，残尿感，排尿痛，尿失禁などがある．特に尿失禁の評価が重要であり，腹圧性，切迫性，溢流性，機能性に分類される．排尿ごとに採尿して排尿時間，尿失禁量，尿意切迫感，1回排尿量，飲水量などを記録する排尿日誌を2～3日記録することが有用である．

意識，見当識，知的，睡眠，視覚，聴覚，痛み，排便，排尿の機能障害はすべて，栄養障害と関連する．これらの機能障害が，食事摂取量減少の一因となることは少なくない．低栄養を認める場合，原因として飢餓（エネルギー摂取不足），侵襲，悪液質に分けて評価することと同時に，なぜ飢餓となっているかの原因を掘り下げることが重要である．

活動

ICFの活動と参加には，表3の項目が含まれる．ここでは活動に限定する．活動ではADL（activity of daily living，日常生活活動）の評価が重要である．ADLはBADL（basic activity of daily living，基本的日常生活活動），IADL（instrumental ADL：手段的日常生活活動），AADL（advanced ADL，高度日常生活活動）の3種類に分類できる（図2）．

BADL

BADLはすべての人が生活するために毎日繰り返し行う基本的な活動であり，食事，整容，更衣，排泄，移動，入浴が含まれる．Barthel IndexやFIM（Functional Independence Measure，機能的自立度評価表）などで定量化できる．一人暮らしの脳卒中患者が家庭復帰するうえで特に重要なBADLは食事，移動，排泄である[2]．これにより，BADLのなかでは食事，移動，排泄の自立が，在宅生活の継続により重要といえる．食事活動の障害は，食事摂取量減少と直結する．

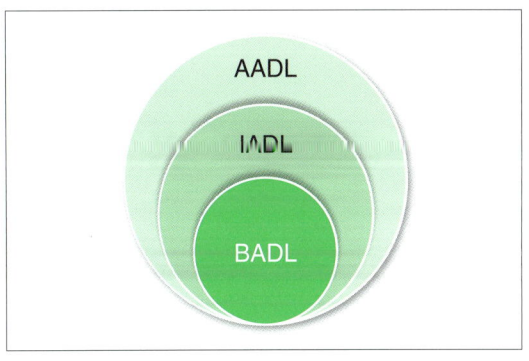

図2 ADLの種類

IADL

　IADLはBADLより高次の活動であり，調理，洗濯，掃除，買い物，屋外移動（公共交通機関利用），服薬管理，金銭管理，電話・FAX・電子メールが含まれる．APDL（activities parallel to daily living，日常生活関連動作）ともいわれる．IADLが自立していれば人的援助がなくても独居可能であり，在宅リハ栄養で介入する機会は少ないと思われる．調理，買い物，屋外移動の障害は，食事摂取量減少につながる．服薬管理が不適切な場合，多剤内服や薬剤副作用によって低栄養になることがある．IADL評価法として，老研式活動能力指標がある[3]．

AADL

　AADLは単に自立して生活する以上の活動であり，人生を楽しむための個別性の高い活動である[4]．普段楽しんでいる趣味，余暇，スポーツ，ボランティア，仕事，社会活動，友人との交流などが含まれる．趣味が外食であった人が摂食嚥下障害などで外食を楽しめなくなると，低栄養になることがある．BADLとIADLが自立していれば独居で生活可能であるため，それでよいとしがちである．しかし，自分自身の活動をBADL，IADL，AADLに分けて考えればわかるように，AADLの自立はQOL・生きがいの向上に極めて重要である．AADLの低下は何らかの疾患・障害の徴候という場合もあるため，自分自身も含めて定期的にAADLを確認することが望ましい．

QOL・生きがい

　ICFには含まれていないが，在宅リハ栄養ではQOL・生きがいの評価も重要である．QOL・生きがいは，HR QOL（health-related QOL，健康関連QOL），NHR QOL（non health-related QOL，健康に関連しないQOL），生きがい・幸福人生の満足の3種類に分類される（**図3**）[5]．食べる楽しみは，QOL・生きがいに直結する．
　HR QOLは，医療評価のためのQOLとして個人の健康に由来する事項に限定した

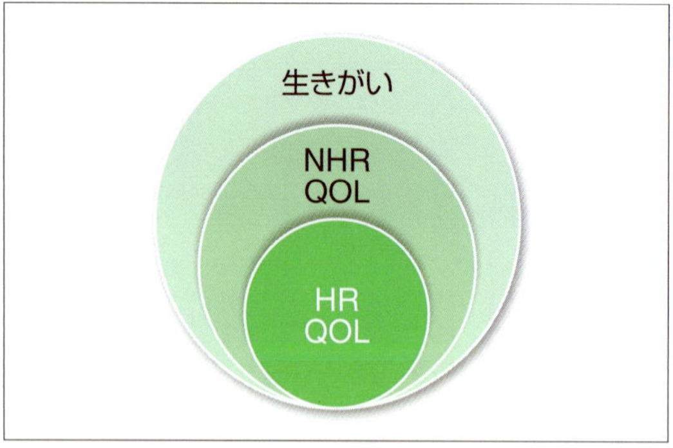

図3 QOL・生きがいの種類（竹上・他，2012）[5]

概念である．NHR QOL は，個人の健康とは直接の関連を認めないものであり，① personal-internal（人－内的），② personal-social（人－社会的），③ external-natural environment（外的－自然環境），④ external-social environment（外的－社会環境）の4領域に分類される[6]．

生きがいは何か他人や社会のために役立っているという意識や達成感が，QOL に加わったものである[7]．あまり健康でない場合には，HR QOL の向上が重要である．しかし，比較的健康な場合には，自分自身も含めて NHR QOL や生きがいのほうが重要であり，定期的に確認することが望ましい．

高齢者の低栄養と QOL（HR QOL）について調査した系統的レビューとメタ解析の論文がある[8]．低栄養の場合，QOL が有意に低い（オッズ比 2.85，95％ 信頼区間：2.20〜3.70）．また，栄養改善を目標とした栄養介入を行うと，身体的 QOL（標準化平均差 0.23，95％ 信頼区間：0.08〜0.38）と精神的 QOL（標準化平均差 0.24，95％ 信頼区間：0.11〜0.36）がそれぞれ有意に改善する．これらの結果より，高齢者では低栄養と QOL に関連を認め，栄養改善で身体的 QOL と精神的 QOL を改善できるといえる．

〔若林秀隆〕

文 献

1) 障害者福祉研究会：ICF 国際生活機能分類－国際障害分類改定版，中央法規，2002．
2) 若林秀隆：一人暮らしの脳卒中患者に対するリハビリテーションとその帰結．プライマリ・ケア **26**：102-110，2003．
3) 古谷野 亘・他：地域老人における活動能力の測定－老研式活動能力指標の開発．日公衛誌 **34**：109-114，1987．
4) Reuben DB et al：A hierarchical exercise scale to measure function at the advanced activities of daily living (AADL) level. *J Am Geriatr Soc* **38**：855-861, 1990.
5) 竹上未紗，福原俊一：誰も教えてくれなかった QOL 活用法 測定結果を研究・診療・政策につなげる，第2版，健康医療評価研究機構，2012．
6) De Vriendt P et al：The process of decline in advanced activities of daily living：a qualitative explorative study in mild cognitive impairment. *Int Psychogeriatr* **24**：974-986, 2012.
7) 出村慎一・他：日本人高齢者の QOL 評価－研究の流れと健康関連 QOL および主観的 QOL．体育研 **51**：103-115，2006．
8) Rasheed S, Woods RT：Malnutrition and quality of life in older people：a systematic review and meta-analysis. *Ageing Res Rev* **12**：561-566, 2013.

2. 在宅での参加・環境因子・個人因子の評価

> **ポイント**
> - （活動と）参加では，能力と実行状況の2点での評価が重要である．
> - 環境因子は，物的，人的，社会的環境に分類される．
> - 個人因子の評価では，ラポール（信頼関係）形成が必要である．

はじめに

　ICF（International Classification of Functioning, Disability and Health，国際生活機能分類）は，生活機能の障害として，健康状態，心身機能・身体構造，活動と参加，背景因子として個人因子，環境因子の6つの概念に分類して全人的に評価するツールである（**表1**)[1]．つまり生活機能と障害に関する状況の記述を可能にして，情報を組織化する枠組みである．リハ栄養を実践するうえでは，この概念・考え方を理解したうえで，対象者の評価を正確に行う必要がある．栄養関連の項目は「心身機能・身体構造」のなかに含まれており，栄養状態も含めて評価することが本来のICFの姿である[2]．

　医療の提供が中心となる病院では，その療養環境によって「活動と参加」に制限を受けることが多い．在宅は，病院を中心とした施設における療養環境の延長線ではなく，まさに個の「生活の場」そのものであり，その環境下での「活動と参加」は，病院とは大きく異なる．リハにおいても，病院で提供される急性期・回復期リハの場面とは異なり，在宅で提供される生活期リハにおいては，背景因子を重視した対応が求められる．病棟やリハ室といった画一的な環境下で遂行される「能力」が，在宅という多彩な環境下での生活における「実行状況」に汎化される必要がある．そのために，われわれ医療・介護・福祉スタッフがチームでかかわることが重要である．ICFでの生活機能評価は，この場面において適切な評価指標となり，適切なアプローチの指針となる．本項では，ICFのなかでも「参加」「環境因子」「個人因子」の各要素について，在宅における評価の指針を，リハの視点を交えて論じる．

表1　ICFの分類

第1部：生活機能と障害			第2部：背景因子
心身機能	身体構造	活動と参加	環境因子
精神機能	神経系の構造	学習と知識の応用	生産品と用具
感覚機能と痛み	目・耳および関連部位の構造	一般的な課題と要求	自然環境と人間がもたらした環境変化
音声と発話の機能	音声と発話に関わる構造	コミュニケーション	支援と関係
心血管系・血液系・免疫系・呼吸器系の機能	心血管系・免疫系・呼吸器系の構造	運動・移動	態度
消化器系・代謝系・内分泌系の機能	消化器系・代謝系・内分泌系に関連した構造	セルフケア	サービス・制度・政策
尿路・性・生殖の機能	尿路性器系および生殖系に関連した構造	家庭生活	
神経筋骨格と運動に関連する機能	運動に関連した構造	対人関係	
皮膚および関連する構造の機能	皮膚および関連部位の構造	主要な生活領域	
		コミュニティライフ・社会生活・市民生活	

(障害者福祉研究会, 2002)[1]

活動と参加

　「活動と参加（activities and participation）」は，「能力（capacity）」と「実行状況（performance）」の2つの評価点によって評価する．リハの視点では，「できる」と「している」の評価である．「能力」とは，ある課題や行為を遂行する個人の能力を表す．ある領域についてある時点で達成することができる最高の生活機能レベルを示す．画一的・標準的な環境において評価されるもので，環境により調整された個人の能力を反映する．「実行状況」とは，個人が現在の環境のもとで行っている活動と参加を表す．この背景には「環境因子」の物的・人的・社会的なすべての側面が含まれる．その人の実際の生活の背景における「生活・人生場面へのかかわり」あるいは「生活体験」としても理解できる．「能力」と「実行状況」の間のギャップは，現在の環境と画一的環境の影響の差を反映する．「実行状況」を改善するために個人の環境に対して何をなすべきかについての手引きとなる可能性がある．物的・人的・社会的支援によって「実行状況」が変化する可能性があることを考慮する．

　「参加」の評価は，老研式活動能力指標（**表2**）[3]やLawton's IADLなどの評価バッテリーの項目を基本に考えると理解しやすい．具体的には，洗濯，掃除，調理などの家事動作，電話応対，服薬管理，金銭管理，買い物，公共交通機関利用，自動車運転，趣味活動，対人関係などが含まれる．

　家事動作は，家庭内での役割に直結する．すべての作業を完遂できなくても，援助を得ながら部分的にでも参加する（例：洗濯物をたたむ，準備された食べ物を温めるなど）ことが，在宅での生きがいにつながる可能性がある．できる能力があるにもか

表2　老研式活動能力指標

項　　目	配点 1	配点 0	評　価
1. バスや電車を使って一人で外出ができますか	はい	いいえ	手段的ADL
2. 日用品の買い物ができますか	はい	いいえ	
3. 自分で食事の用意ができますか	はい	いいえ	
4. 請求書の支払いができますか	はい	いいえ	
5. 銀行預金，郵便貯金の出し入れが自分でできますか	はい	いいえ	
6. 年金などの書類が書けますか	はい	いいえ	知的ADL
7. 新聞などを読んでいますか	はい	いいえ	
8. 本や雑誌を読んでいますか	はい	いいえ	
9. 健康についての記事や番組に関心がありますか	はい	いいえ	
10. 友達の家を訪ねることがありますか	はい	いいえ	社会的ADL
11. 家族や友達の相談にのることがありますか	はい	いいえ	
12. 病人を見舞うことができますか	はい	いいえ	
13. 若い人に自分から話しかけることがありますか	はい	いいえ	

(古谷野・他，1987)[3]

かわらず，さまざまな要因で実行していない場合もあるため，援助による実行可能性に重点をおいて評価する．

電話応対や服薬管理は，ADLに加えて，独居あるいは留守居ができるかどうかの要素になる．特に服薬管理については，その管理方法も含めて確認して，人的あるいは物的な代償手段（例：一包化やカレンダー管理など）を検討する．

金銭管理・買い物は，生活に直結するとともに楽しみにつながる．必要なものや欲しいものを自らの意思で購入することは，生活の満足度を高める．人的援助のみならず，最近では電子マネーなどの物的援助の可能性も探ることが可能である．

公共交通機関利用・自動車運転は，屋外での社会生活にかかわる．地域性などの環境因子にも影響を受けるが，利用可能な公共交通機関の利用を探ることで，活動範囲が劇的に拡大する．昨今では高齢者・障害者の自動車運転が社会問題化している側面もあるが，認知機能のみならずその実行能力についても正確に評価することが望ましい．社会参加を促進するため，具体的な援助方法を検討する．

趣味活動は，個人因子とのかかわりが深く，生きがい・QOLに直結する．リハ実施の際に，個々の目標やモチベーションになることも多く，具体的な内容と援助方法を検討する．

対人関係は，環境因子とのかかわりが深く，家族や社会と相互関係を示す．特に対象者となる個が家族内でどのような位置付けにあるか，どのような役割を果たしているかについて確認する．

リハでは，「心身機能・身体構造」における機能障害に対する介入も当然必要だが，この「参加」における制約を正確に評価したうえで，「参加」にかかわる目標設定と介入が大変重要である．機能が改善して能力が向上しても，実生活で実行されなければ本質的な意味をなさない．在宅環境における「実行状況」を改善・拡大・定着させることが，在宅リハの最大の目的である．

環境因子

「環境因子（environmental factors）」は，背景因子の構成要素で，人々が生活し人生を送っている物的な環境や社会的環境，人々の社会的な態度による環境を構成する因子のことである．個人の外部にあるものすべてを含んでおり，生活機能と障害のあらゆる構成要素と相互に作用しあう．病院や施設の環境は，個々の条件にかかわらず，ある程度共通で画一的なものである．一方で，在宅においては，地域，住環境や家族，人間関係などの個別性が高く，他の構成要素に与える影響もより大きくなる．「環境因子」は，物的環境（生産品と用具，自然環境と人間がもたらした環境変化），人的環境（支援と関係，態度），社会的な環境（サービス・制度・政策）という3つの大分類と5つの中分類に分類される．

評価においては，その因子がどの程度「促進因子」や「阻害因子」になるのかを考える必要がある．ある環境因子が他の構成要素に与える影響やその程度は，条件によってさまざまである．促進因子の場合には，ある資源の利用のしやすさ，信頼できるものか，変化しやすいものか，良質か粗悪か，などの問題を考慮する．阻害因子の場合は，その因子がどのくらいの頻度で個人の生活に困難を与えるか，困難が大きいか小さいか，避けられるか否かを考慮する．また，それが存在すること（例：周囲のある人に対する否定的態度），あるいはそれが存在しないこと（例：必要なサービスが受けられない）のいずれによっても阻害因子になり得ることを考慮する必要がある．

物的環境には，住居や交通の便，各種の医療物品や福祉用品のほかに，地震，台風などの自然災害も含まれる．住環境は，ADL遂行に大きく影響する．持ち家か借家か，一戸建てか集合住宅か，居室は1階か上階か，部屋の配置，段差・バリアの存在や程度，などが評価点である．持ち家と比べて借家は阻害因子が大きくなる．たとえば，必要な手すり設置や住宅改修などが困難な条件が多く，場合によっては特殊な福祉用具（例：据え置き式の手すりなど）の適用を要する．集合住宅で上階の場合，エレベータ設備がない環境では，階段昇降の能力が必要となり，屋外アクセスが困難になる．部屋の配置では，居室・寝室とトイレの位置関係や距離に特に配慮が必要である．必要に応じて，居室・寝室の変更，手すりの設置や段差解消，福祉用具（例：杖・歩行器などの歩行補助具，ポータブルトイレ・尿器の設置など）を適用する．

人的環境には，周囲を取り巻くさまざまな人々との相互関係が含まれるほか，態度という分類は，人を中心とした社会や集団がどのような態度で接するのかを含む．その存在そのものでなく，提供される身体的あるいは心情的な支援や影響が評価の対象となる．家族構成，家族との関係・態度，家族全体の生活スタイル，キーパーソンの存在，友人・知人あるいは動物との関係・態度，などが評価点となる．家族構成は，配偶者・親・子・孫などの存在と各人との関係性を考慮する．常に在宅の家族がいて常に必要な援助が得られる場合と，仕事や学校などで家族が不在となり必要な援助が得られない場合がある．また，各人から提供される身体的あるいは心情的な支援や影響の程度が異なるため，それぞれの個人の関係性を評価する．キーパーソンは，同居家族の場合が多いが，別居家族の場合もある．同居・別居にかかわらず，キーパーソ

ンと個の関係性を評価する．家族以外の友人・知人とのかかわりは，社会参加に影響を与える．かかわりの程度や頻度，個人に与える影響などを評価する．ペットとしている動物は，特に心情的な側面で影響を与える可能性があるため，環境因子の一つとして評価する．

　社会的環境は，個人および家族の生活を支える重要な要素である．在宅生活を継続するうえで，利用可能で必要な医療・介護・福祉サービスの全般が評価点となる．まず，対象者やその家族が，利用可能なサービス・制度の手続きを過不足なくしているかを確認する．情報不足が原因で，利用可能なサービス・制度（例：介護保険，身体障害者手帳，障害年金など）にアクセスしていない場合がある．実際に必要とするサービスは，前述の住環境および支援・関係や後述の個人因子によって変化する．サービス不足は生活を阻害するが，サービス過剰は個の自立や尊厳を阻害する可能性もある．個の ADL・IADL・QOL の維持および向上の観点から適切なサービス・制度利用が重要であり，多側面からの検討が必要である．

　リハの立場からは，環境を個人に合わせる視点（住宅改修，福祉用具選定，家族への指導，介護サービス調整など）と，個人を環境に合わせる視点（環境適応のため必要となる動作訓練の選択・実践など）の両側面からの評価・介入の視点をもつことが重要である．

🏠 個人因子

　「個人因子（personal factors）」は，背景因子の構成要素で，個人の人生や生活の特別な背景であり，健康状態や健康状況以外のその人の特徴からなる．社会的，文化的に大きな相違があるため，ICF には分類として含まれないが，各構成要素に大きく影響を与えるため，必ず評価が必要である．性別，人種，年齢，その他の健康状態，体力，ライフスタイル，習慣，生育歴，困難への対処方法，社会的背景，教育歴，職業，過去および現在の体験（過去や現在の人生の出来事），全体的な行動様式，性格，個人の心理的資質，その他の特質などが含まれる．

　「個人因子」はまさに個性であり，個人の価値判断や尊厳，QOL に大きな影響を与える．その評価は単純な情報収集のみでは困難であり，対象者と評価者の間のラポール（信頼関係）形成が前提条件になり，多くの時間とさまざまな手段を要する．リハにおいては，各専門職がそれぞれの介入場面から得られた情報を統合して，チームとしてその個性を捉え理解する構えが求められる．たとえば，ある医療・介護・福祉サービスの提供や介入を拒否する対象者がいた場合，その原因が個人因子に含まれる可能性があり，チームとして改めて対象者を理解するための取り組みが必要である．

🏠 おわりに

　生活機能評価とは，「生きること」を評価し援助することである．在宅における生活では，「環境因子」「個人因子」がより大きな比重を占め，その結果として「活動と参加」の「実行状況」は大きく影響を受けることになる．ICF による評価は，リハ関

連職種のみならず，医療・介護・福祉サービスにかかわるスタッフや本人・家族も含めたすべての者にとっての「共通言語」になり得る．ICF の全容とともに各構成要素の内容を理解して，正確な評価が行われることが，在宅リハ栄養の取り組みを進めるための第一歩であり，必須事項といえる．

（藤原 大）

文 献

1) 障害者福祉研究会：ICF 国際生活機能分類－国際障害分類改訂版．中央法規出版，2002，pp57-200.
2) 若林秀隆：リハビリテーションと ICF．リハビリテーション栄養ハンドブック，医歯薬出版，2010，pp15-19.
3) 古谷野亘・他：地域老人における活動能力の測定－老研式活動能力指標の開発．日公衛誌 **34**：109-114，1987.

3. 在宅での栄養評価

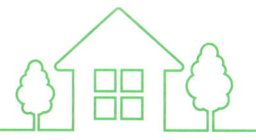

> **ポイント**
> ・在宅医療においても，入院中と同様に栄養管理が必要である．
> ・非侵襲的な栄養管理が，在宅医療においては望ましい．
> ・MNA®や身体計測など，多職種で共通して使えるツールが適している．

はじめに

　低栄養状態にある在宅療養患者は，入院患者と同程度の頻度で発生していることは既知のとおりである[1]．それゆえ，在宅医療の現場においても適切な栄養評価そして栄養管理を行うことが望ましい．だが，**表1**に示すように，在宅医療において栄養管理を実施するには課題が多い．それゆえ，利用者一人ひとりの疾患・病状・介護環境・経済力およびかかわる医療・介護スタッフのスキルにより，結果として利用者のADLが大きく左右することがしばしばある．諸々の要因は踏まえつつ，なおかつ，利用者および家族の意向を念頭において，そのなかでよりよい方策を探るためにも，栄養状態の推移をしっかり適切に把握することは重要である．

在宅療養患者の特徴

　そもそも在宅医療の対象は保険診療上，「寝たきりまたはこれに準ずる状態で通院

表1　在宅栄養管理の課題

- 限られた職種に偏る傾向がある．
- 栄養管理に対する知識の統一が図りにくい．
- 栄養管理に対する認識の相違が生じやすい．
- 検査・測定を実施しにくい．
- 機材に制限がある（家庭用ヘルスメーターしかないなど）．
- 老々介護など介護力が不足しがち．
- 利用者の金銭的な制約が生じやすい．
- 介護保険の上限による介護力不足．
- 栄養管理の目標を設定しにくい．

困難な者」と明記されてはいるが，個々の患者が該当するかは主治医の判断に委ねられており，重症度や ADL，要介護度等には依存しない．また，身体の不自由以外にも，認知症状や精神疾患のため通院が困難な場合も在宅医療の対象に含まれる．さらに，地理的もしくは社会的条件により通院困難なケースもあるため，一概に介護度で判定はできず，主治医の判断に委ねられている．

在宅医療となる要因として，①脳梗塞など急性のイベントが生じその後の長期療養として在宅医療が必要となるケース，②パーキンソン病，認知症など，慢性の疾患の経過として通院困難となり在宅医療が必要となるケース，③先天的な疾患などにより在宅医療が不可欠なケース，④それほどの ADL 低下はないが，精神疾患や交通網などにより外来受診が困難となり在宅医療が必要となるケース，そして⑤がんなどのいわゆる終末期のケース，などが考えられる．

また，その場合の対象者の栄養状態としては，①のケースでは，初発の場合は比較的最近まで栄養状態が保たれている場合が多い．②のケースでは，罹患期間や生活環境にもよるが，慢性的な低栄養状態をしばしば経験する．③のケースでは，身体計測を既に実施して在宅経腸栄養（home enteral nutrition；HEN）や在宅中心静脈栄養（home parenteral nutrition；HPN）にて厳密に栄養療法を行っているケースが比較的多いように思われる．また④のケースはさまざまだが，移動手段をもたないことでやはり日常生活が困難となり，低栄養もしくはアンバランスな栄養状態となっていることが想定される．そして⑤のケースでは，不可逆的な高度の栄養障害を抱えているケースが多い．

栄養状態の把握が，患者に何をもたらすか，またどんな利益が生じるか，を踏まえたうえで，適切な栄養評価を行うべきであろう．

栄養スクリーニング

在宅医療においては，血液検査，機器を用いての検査はなかなか行えないので，非侵襲的で特別な機器を用いない簡便な評価方法により栄養状態を把握することとなる．院内 NST では主観的包括的評価（subjective global assessment；SGA）[2]を栄養スクリーニングに頻用するが，在宅医療においても有用な評価方法であると考えられる（表2）．医療・介護の全職種が評価できるようになることが望ましい．また，65歳以上の高齢者の栄養スクリーニングには簡易栄養状態評価表（Mini Nutritional Assessment；MNA®）[3]を用いることも多い．多職種でスキルを統一して栄養スクリーニングを行うには，アンケート用紙ができあがっている MNA®を用いるほうがより簡便ともいえよう．

また，若林は，疾患・障害名による栄養スクリーニングも提唱している[4]．エネルギー摂取量が減少しがちな疾患または，エネルギー消費量が増加しがちな疾患があれば，栄養障害を予見し詳細なアセスメントをするようにと述べている．

表2　SGAで使用する項目

- 問診・病歴（患者の記録）
  ①年齢，性別
  ②身長，体重，体重変化
  ③食物摂取状況の変化
  ④消化器症状
  ⑤ADL（日常生活活動強度）
  ⑥疾患と栄養必要量との関係など
- 理学的所見
  ①皮下脂肪の損失状態（上腕三頭筋部皮下脂肪厚）
  ②筋肉の損失状態（上腕筋肉周囲）
  ③浮腫（くるぶし，仙骨部）
  ④腹水
  ⑤毛髪の状態　など

表3　身長の推定

- 指極による推定：身長（cm）＝指極（cm）
  ※指極：両上肢を左右水平に伸ばし，左右の指先の間の距離．
- 座高による推定：身長（cm）＝座高（cm）× 11/6
- 膝高による推定：
  男性：身長（cm）＝64.19 －（0.04 ×年齢）＋（2.02 ×膝高（cm））
  女性：身長（cm）＝84.88 －（0.24 ×年齢）＋（1.83 ×膝高（cm））

表4　Grantの式による予測体重

- 男性：体重(kg)＝0.98 ×上腕周囲長（cm）＋1.27 ×ふくらはぎ周囲長(cm)
  ＋0.40 ×肩甲骨下部皮下脂肪厚（mm）＋0.87 ×膝高（cm）－ 62.35
- 女性：体重(kg)＝1.73 ×上腕周囲長（cm）＋0.98 ×ふくらはぎ周囲長(cm)
  ＋0.37 ×肩甲骨下部皮下脂肪厚（mm）＋1.16 ×膝高（cm）－ 81.69

身体計測

　身体計測は人体の体格，体脂肪，体蛋白，骨格筋の構成成分を知るための簡便かつ重要な栄養指標であるので，院内NST同様，在宅医療でも正確な計測ができるよう心がけたい．ただし，身長計や特殊な体重計については，個人宅はおろか介護施設にももち得ない場合もあるので，測定方法を工夫したり，予測式を用いたりすることで，個々の利用者に即した栄養評価が行えるよう心がけたい．

　身長は立位がとれる利用者であれば，居宅の柱や壁をして測定することもできる．ADLに問題がある利用者では，**表3**に示すような推定式を用いて算出することも可能である．なお，立位がとれる利用者でも亀背の方も少なくないので，指極による推定が簡便であると筆者は考えている．体重も同様にして，立位がとれる場合はヘルスメーターに乗って実測することができるが，立位がとれる方でも，表面積の小さなヘルスメーター上で静止できない場合もある．ヘルスメーターを2台用い，被験者の身体を支えつつ測定者も同時に体重を測定し被験者分を算出する方法や，**表4**に示すような推定式を用いて算出することも可能である．また，得られた身長・体重から，**表5**の体格指数（body mass index；BMI）や，**表6**の体重減少率（loss of body weight；% LBW）を基に栄養障害の有無を判断する．その他頻用される身体計測の項目として，身長の推定式の要素でもあった上腕周囲長（arm circumference；AC）や，上腕三頭筋皮下脂肪厚（triceps skinfold thickness；TSF）および，下腿周囲長（calf

表5 体格指数（body mass index；BMI）

- BMI= 体重（kg）/ 身長（m）^{2}
  例：160cm，55kgの場合，$55/1.6^2$=21.5（kg/m^2）
- 標準体重をBMI=22とし，「肥満」か「やせ」かを判定する．

判定	範囲
やせ / 低体重	～ <18.5
正常 / 普通体重	18.5 ≦ ～ <25.0
肥満（1度）	25.0 ≦ ～ <30.0
肥満（2度）	30.0 ≦ ～ <35.0
肥満（3度）	35.0 ≦ ～ <40.0
肥満（4度）	40.0 ≦ ～

表6 体重減少率（loss of body weight；%LBW）

- 体重減少率（%）=（通常体重 - 現体重）/ 健常時体重× 100

期間	有意な体重減少
1週間	1~2%
1カ月	5%
3カ月	7.5%
6カ月	10%

表7 AMC，AMAの求め方

上腕筋周囲長（arm muscle circumference；AMC）
- AMC（cm）=AC（cm）− TSF（mm）× 0.314

上腕筋面積（arm muscle area；AMA）
- AMA（cm^2）=AMC^2（cm^2）/4 × 3.14

※ AMA は AMC より正確に筋肉量を反映するとされている．

circumference；CC）がある．また，ACとTSFから**表7**にしたがい算出される上腕筋周囲長（arm muscle circumference；AMC）および上腕筋面積（arm muscle area；AMA）は，全身の筋肉量の目安となる．

そして，これらの身体計測数値は，日本人の新身体計測基準値（JARD 2001：Japanese Anthropometric Reference Data）[5]と比較することにより，栄養状態の経時的な変化を確認することができる．なお，入院中も同様であろうが，御自身の身長体重にあまり関心がない利用者が少なくない．在宅医療導入になる前段階，外来受診の頃から自身の栄養状態に関心をもってもらうための啓発活動が，これからの高齢化社会においては不可欠と考える．

採血データ

在宅医療においては，採血の頻度は入院中に比べ格段に減少する．また，診療報酬の観点から，検査項目も限定的であったりすることもままある．それゆえ，採血デー

タはあくまでも補助的な情報ととらえ，目の前の利用者の状態を注意深く「みる」ことに注力したほうが有用な情報が得られるのかもしれない．ただし，その観察力を裏付ける意味においても，病院から在宅への地域のシームレスな連携・栄養療法の継続のためにも，入手可能なデータは入院中の分から収集しておいたほうがよいだろう．また逆に，再入院することが生じた場合には，在宅の時分のデータが伝達できる体制も整えておきたい．

おわりに

　適切なリハ栄養管理により，在宅医療導入①および②のケースでは，栄養状態とADL の改善が見込めるかもしれない．③のケースでは栄養状態の改善は望ましいが体重増加は介護負担につながるという悩ましい場合もある．また④のケースでは介護力不足や経済的困窮により改善が阻まれる場合もあろう．そして⑤のケースでは，喫食量や計測値では計り知れない幸せが隠されているだろう．「個の医療」といわれる在宅医療の現場に，これまで培われてきた NST やリハ栄養のスキルを駆使し，利用者および介護者そして地域の笑顔を咲かせたいものである．

〈長谷川　聰〉

文　献

1) 小山秀夫，杉山みち子：病院内栄養管理の質が医療経済に及ぼす影響．社会保険旬報 **2056**：12-17，2000
2) Blackburn GL et al：Nutritional and metabolic assessment of the hospitalized patient. *JPEN* **1**：11-22，1977．
3) 簡易栄養状態評価表 MNA® − MNA® Elderly：www.mna-elderly.com/forms/MNA_japanese.pdf
4) 若林秀隆：PT・OT・ST のためのリハビリテーション栄養―栄養ケアがリハを変える，医歯薬出版，2010，p31．
5) 日本栄養アセスメント研究会 身体計測基準値検討委員会：日本人の新身体計測基準値（JARD 2001）．栄評治 **19**（suppl）：60-61，2002．

4. 在宅での食生活評価

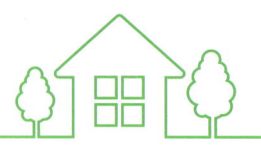

> **ポイント**
> - 食は生活の一部である．
> - 「食べた」「食べていない」という会話だけではなく，具体的な食事内容を評価する必要がある．
> - 在宅で食べるということは，食材の調達，調理，配膳，喫食，片づけ，台所の衛生管理，経済力などさまざまな要素が関連している．

はじめに

　栄養摂取手段には，経口摂取，経管栄養がある．経管栄養は鼻や胃などを通して直接消化管に栄養補給する経腸栄養と血管を通して栄養補給する静脈栄養があるが，それぞれに対応した栄養剤は市販されており，多くは栄養剤を処方または購入して投与する．栄養剤は人工的に調整されているため，エネルギー，蛋白質量など栄養価は決まっており，投与量の把握により，容易に栄養摂取量も計算できる．一方で，経口摂取は，病院や施設では栄養価計算された食事が提供され，その摂取割合を把握することで栄養摂取量が得られるが，在宅では実際に食べている料理すべてを詳細に把握することが難しく，簡単に食事摂取量を把握することは困難である．さらに食は生活の一部であり，介護環境や経済力などさまざまな要因により，そのパターンは異なる．したがって，その生活背景，介護力，食に対する想い，食生活パターンなどしっかりとアセスメントする必要がある．

食事摂取量の評価

　食事摂取量を考慮せず必要エネルギー量を決定すると現状とはかけ離れた必要栄養量を算出してしまうことにもなりかねない．必要栄養量の算出はあくまでも予測式になるため，現状の食事摂取量を把握しその経過とともに判断する必要がある．たとえば，褥瘡の患者に対し，食事摂取量が 800kcal / 日しかとれていないにもかかわらず，予測式にストレス係数を付加して 1,500kcal などと現実とかけ離れた必要エネルギー量を算出することは急激な栄養補給増加になってしまう．逆に，体重減少もなく血液・

生化学検査の結果が悪くなくても，食事摂取量の減量が続いていることを把握することは，低栄養予防のアプローチへとつながる．

そのため，何（食材や料理，食形態）をどれだけ（量）食べているかという食事摂取量の把握は，栄養アセスメントのなかでも基本である．食事摂取量の評価には，食事回数，1食または1日トータルの食事摂取量，食形態の把握などがある．

1）食事回数

食事は1日3食という先入観をもってしまいがちだが，その生活や身体状況に応じて変化するものである．介護環境により1日2食のパターンもあれば，10時や15時のおやつも含め，1日5食食べているということもある．限りなく食事が摂れなくなった状態でも，介護力があると，時間を気にせず，覚醒時を狙って食事や水分を進めるため，1日7～8回の経口摂取になっている場合もある．

2）食事摂取量

食事回数を把握しつつ，1回の食事摂取量の確認をする．食事摂取量の把握には，実際に食事の時間に訪問するのが一番である．実際に食べている場面であれば，食事量，食形態，食事条件（姿勢など），食べ方というあらゆる情報が具体的に一度に把握できる．しかし，毎回食事時間には訪問できない，また逆に食事時間以外の時間に訪問する職種は，食事摂取量の把握のために，食べたものを食事調査票や介護ノートに記録してもらったり（**図1，2**)[1]，写真をとってデータで送ってもらったり（**図3**)と工夫が必要である．また，聞き取りの際に実際に使っているお茶わんやお皿をみせてもらうことで，食事内容（料理名）と同時に提供量の予測もつきやすい．複数回の食事では，1回の食事摂取量や内容が異なる場合があり，このあたりも押さえておきたい情報である．さらに食事は手づくりのものとは限らず，冷凍食品やお惣菜，プリンやヨーグルトなどのデザート類，介護食品や栄養補助食品の利用，などもあるかもしれない．

1回の食事摂取量が把握できれば，それを組み合わせて1日トータルでの食事摂取量を算出する．2食＋軽食，3食＋おやつ2回など，事例により異なるが，どの食事に重きをおいているか，どの食事が不十分か，今後の栄養ケアプランでは1回の食事摂取量を増やすべきか，食事回数を増やすべきかなどトータルで判断していく必要があるため，このような情報をきちんと整理しておく．

また，食事摂取量の把握には，水分摂取量の把握も含まれ，食事以外に飲んでいる飲料の種類と摂取量など，同様に把握していく．

3）食形態

食べる機能に問題がなければ，食形態は米飯・常菜であり，いわゆる常食となる．食べる機能が低下していれば，その機能低下の状態に応じて，軟菜，きざみ，ミキサー，ムースなどというように食形態が異なる対応をする．嚥下調整食については，日本摂食嚥下リハビリテーション学会が嚥下調整食学会分類2013[2]を提言しており，これを参考に食形態を把握するとよい．前述の食事摂取量の把握で得られた食事内容から

❀日常生活と食事記録❀

調査年月日 平成 年 月 日

氏名				(男・女) 明 大 昭 平 年 月 日生(歳)
家族構成	人 (本人、夫、妻、息子、娘、祖母、祖父、孫、他)			
職業(現在)		身長	cm 体重	kg

☆毎日の食生活についてお聞きします。

問1 食事時間は毎日決まっていますか？ (決まっている／決まっていない)
　　　　　　　　　　　　　　　　　< 朝 ： 　　昼 ： 　　夕 ： 　　>
問2 食べるのは早い方ですか？ (早い／普通／遅い／ : 　　分)
問3 好き嫌いがありますか？ (ある／ない)

好きなもの：
嫌いなもの：

問4 食欲はありますか？ (ある／ときどきない／ない)
問5 食事を抜くことはありますか？ (ある／ときどきある／ない)
問6 外食をよくしますか？ (ある／ときどきある／ない)
問7 お惣菜や冷凍食品を利用することがありますか？ (濃い／ふつう／薄い)
問8 普段の味つけはどうですか？
問9 食物アレルギーがありますか？ (はい／いいえ)

　　　アレルギーのもと：

問10 市販の健康食品などを利用していますか？ (よく利用する／ときどき／利用しない)
問11 肉はよく食べますか？ (食べる／ときどき食べる／あまり食べない)
問12 魚はよく食べますか？ (食べる／ときどき食べる／あまり食べない)
問13 豆類はよく食べますか？ (食べる／ときどき食べる／あまり食べない)
問14 乳製品はよく食べますか？ (食べる／ときどき食べる／あまり食べない)
問15 野菜、きのこ類はよく食べますか？ (食べる／ときどき食べる／あまり食べない)
問16 海草、きのこ類はよく食べますか？ (食べる／ときどき食べる／あまり食べない)

☆毎日の生活についてお聞きします。

問17 睡眠時間はとれていますか？ (眠れる／あまり眠れない)
問18 毎日排便がありますか？ (ある／ない)
問19 飲酒はしますか？ (はい／ときどき／いいえ) 量： 回／日
問20 たばこは吸いますか？ (はい／ときどき／いいえ) [本／日] ◆うらへつづく

問21 過去6ヶ月で体重は変化していますか？ (増えた／減った／変わらない) [kg]
問22 最近2週間で体重は変化していますか？ (増えた／減った／変わらない) [kg]
問23 20歳代の体重はどのくらいでしたか？ [kg]
問24 日頃から歩く方ですか？ (歩く／ときどき歩く／あまり歩かない)
問25 定期的に運動していますか？ (はい／いいえ)
問26 どんな運動をどのくらいしていますか？ [ ]
問27 疲れやすいですか？ (はい／ときどき／いいえ)
問28 口腔ケア(歯磨き)は1日に何回していますか？ [回／日]
問29 入れ歯を使用していますか？ (使用している／使用していない)

<1日の生活の流れ>

0:00　　6:00　　12:00　　18:00　　24:00

問30 現在、生活の中で気になっていることがありますか？ (はい／いいえ)

[ ]

<前日の食事内容を記入してください>

	主食 (ごはん、パン、麺類など)	主菜 (魚、肉、卵、大豆製品)	副菜 (野菜、海草など)	汁もの	デザート	飲み物
朝食						
昼食						
夕食						
間食						

★どうもありがとうございました★

図1　食事調査票

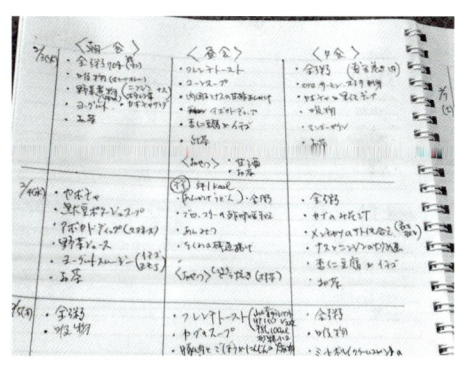

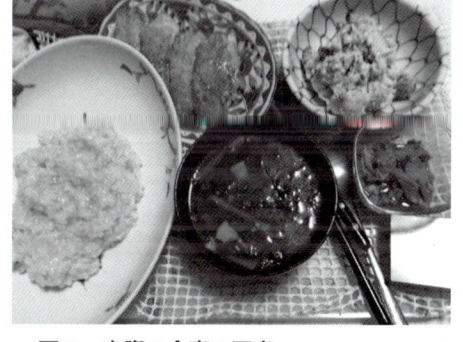

図2　介護ノートによる食事記録　　**図3　実際の食事の写真**

食形態も確認していく．献立名だけではわからないこともあるため，具体的にどのような調理法か，どのように食べているのかなど，聞き取りの内容を追加しながら情報収集していく．栄養学的な視点ではなく，食形態という別のベクトルでの評価は，食事摂取後の消化吸収能力，誤嚥や窒息，口から食べることと体力・持久力，消耗の影響などリスクも同時に評価できる．

4）食事環境の把握

どのような姿勢で食べているのか，自力摂取か，食事介助が必要か，一口量はどのくらいか，食べるペースはどうか，咀嚼の動き，むせはあるかなど，食事摂取時の様子を把握することも重要である．1回の摂取量が少ないといっても，食べている条件を変えたり，食べ物（食形態）を変えたりすることで改善できる場合もある．この場合は多職種での評価が有効である．

食生活評価

食は生活の一部である．食支援を行うということは，生活を支援するということになる．生活を支援するためには，その生活そのものの現状把握が必要である．生活の把握とは，起床時間や就寝時間，日中の活動，リハ，睡眠などと介護環境の影響であり，そのなかで食事はどのように準備し提供されているかを考えていく．病院や施設での食事や外食とは異なり，在宅で食べるということは，食材の調達，調理，配膳，喫食，片づけ，台所の衛生管理，経済力などさまざまな要素が関連している．

1）食材の調達

調理をするには，まず食材を誰がどのように調達するか，から始まる．一般的には，スーパーや店舗で食料を調達することが多いが，畑や家庭菜園などで野菜を栽培しているケースもあるかもしれない．周囲に農家が多く，季節に応じて野菜などをもらったりするという環境もある．スーパーでは多くの食材が手に入るが，出かけたりすることが億劫になったり，歩行能力が低下し移動手段がないとまとめての買い出しになる．食材やお惣菜，冷凍食品，加工食品など，さまざまな食品が手に入るため，自宅

での食材の管理状況の把握だけでなく，レシートをみせてもらうと，より詳細に把握できる．家庭菜園や農家からのいただきものであれば，野菜は潤っているようにみえるが，季節ごとに偏っていたり，肉や魚の生鮮食品が不足したりしている場合がある．

2) 調理

誰がいつどのような手段で調理しているのかを把握する．調理をするのは本人，介護者（嫁，実子，孫など），ホームヘルパー，まれに隣人などもある．食事ごとに調理するのか，何食かまとめてつくるのかや，台所の調理環境がガスかIH，電子レンジの有無とその使用頻度，調理者の普段の食事づくりの状況などを確認することで，その調理能力を把握することができる．

3) 配膳

調理が食事の直前になされていれば，できあがりと同時に食卓に配膳できるが，何食分かをまとめてつくるようなら，調理後いったん冷蔵庫などに保存し，食べる直前に出して再加熱などを行うようになる．この対応ができないと，つくりっぱなしで，当然食べることができない．調理者と同様に，本人，介護者，ヘルパーなどが対応することになり，これは調理者と同じとは限らない．

4) 喫食

調理し，配膳したものを誰と一緒に食べているのか把握する．いつも一緒にいる介護者，通いでやってくる介護者，ヘルパーの見守り，弧食などが考えられる．食事はひとりで食べるよりも誰かと一緒に食べたほうがおいしく感じることができ，楽しい．摂食嚥下機能の低下があっても，見守りがあることで安全に食べることができるし，食事介助が必要な場合はその対応もできる．日中独居となる生活では，食事時間も孤独であり，食欲低下につながる原因にもなり得る．

5) 片づけ

食後は誰がどのようにして片づけているのか把握する．一緒に食べてくれたり，食事介助・見守りをしてくれたりする人がいれば，多くの場合はその人が片づけをしてくれるはずである．しかし，ヘルパーなどは時間により不在になる場合もあるし，弧食の場合は一人では片づけられず，そのままとなっている場合もある．

6) 台所の衛生管理

食事の片づけが適切になされていない，まとめて買い物に行っているが，在庫などを把握できず買ってきてしまう，賞味期限内に食べきれない食材が多い，食材が足りなくなることが不安でつい余分に買ってきてしまうなど，十分な食材の管理，台所の管理ができていないと，台所や冷蔵庫の衛生状態はよい状態に保てない．介護力，経済力に乏しいとどうしても不衛生になりがちである．また認知症があると，賞味期限切れの食品を食べてしまい，お腹をこわしてしまったり，食中毒の原因になってしまったりして，食支援を行ううえで，非常に大きな課題となる．場合によっては，訪問時

に冷蔵庫の整理から入るときもあり，こういったところのキーパーソンは誰なのかしっかりと押さえておきたい．一職種だけでは解決できない課題も多く，介護支援専門員を通して，多職種での支援が必要になる．

7) 経済力

食材や市販食品，介護食品や栄養補助食品，とろみ調整食品やゲル化剤の購入など，すべてにおいて費用がかかる．ここで誰がどのようにして金銭を管理しているか，食に対してどの程度お金をかけられるのか，生活のなかの優先順位で食はどのくらいの位置にいるのかなど，しっかり把握しておく必要がある．自由にお金が使える場合もあれば，週末にまとめてお金を預かるため，週末前の金曜日には食事が乏しくなる，という場合もある．

このように，食材の調達，調理，配膳，喫食，片づけ，台所の衛生管理，経済力など，それぞれの情報を整理しながら総合的に食生活状況の把握に努め，評価していく．自宅での調理環境が整わず，お総菜を中心に購入している生活であれば，近くのスーパーに一緒に出かけ，そのお店にあるお惣菜を把握したうえで組み合わせの仕方などを助言したりする．調理支援にホームヘルパーが導入されていれば，ヘルパーの介入時間に同行し，具体的な献立の提案や調理指導を行う．その他，介護支援専門員と相談し，配食サービスや民間のお弁当の利用，食材だけの宅配などさまざまな社会サービスと組み合わせるなどの工夫もできる．こういった食生活背景も「食べられない」要因のひとつになっているということは忘れてはならない．

〈江頭文江〉

文　献

1) 小野沢滋（編）：在宅栄養管理，南山堂，2010，pp71-75．
2) 日本摂食嚥下リハビリテーション学会医療検討委員会嚥下調整食特別委員会：日本摂食・嚥下リハビリテーション学会嚥下調整食分類 2013．日摂食嚥下リハ会誌 **17**：255-267, 2013．

5. 在宅でのサルコペニア・フレイル評価

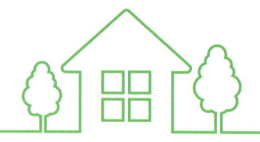

> **ポイント**
> - 在宅においてはフレイル・サルコペニアに対する早期の支援や介入が必要である．
> - 指輪っかテスト，基本チェックリスト，フレイルスケールなどが簡便で実用的である．
> - 診断や評価を行い，早期に支援や介入につなげることが重要である．

サルコペニアの評価

サルコペニア（sarcopenia）は，1989年にIrwin Rosenbergによって提唱された「加齢による筋肉量減少」を意味する用語である．この言葉自体は，ギリシア語の「肉・筋肉」を表す"sarx"と「減少・消失」を表す"penia"を組み合わせた造語である．このサルコペニアは身体的な障害や生活の質の低下，および死などの有害な転帰のリスクを伴う，進行性および全身性の骨格筋量および骨格筋力の低下を特徴とする症候群であるとされている[1]．

サルコペニアについては，筋肉量減少のみではなく筋力もしくは筋機能低下としたEuropean Working Group on Sarcopenia in Older People（EWGSOP），筋機能低下（歩行速度が1m/s以下もしくは6分間歩行距離が400m以下）が認められ筋肉量減少（若年の2標準偏差以下）を指標とした定義[2]や，International Sarcopenia Consensus Conference Working Group（ISCCWG）の筋機能低下（歩行速度が1m/s以下）かつ筋肉量減少（男性7.23kg/m^{2}以下，女性5.67kg/m^{2}以下）を指標とした定義，the Society of Sarcopenia, Cachexia and Wasting Disorder（SCWD），筋肉量減少と筋力低下を指標とするヨーロッパ静脈経腸栄養学会（ESPEN）など，さまざまな定義や評価方法が提唱されている（**表1**）．

アジアではAsian The Working Group for Sarcopenia（AWGS）が筋力低下（握力：男性26kg未満，女性18kg未満）と身体機能低下（歩行速度0.8m/s未満）のいずれかもしくは両方が低下しており，筋肉量減少（DXA：男性7.0kg/m^2，女性5.4kg/m^2 or BIA：男性7.0kg/m^2，女性5.7kg/m^2）を認めるものをサルコペニアとの評価方法を提唱している[3]．

表1　サルコペニアの操作的定義と評価方法

研究グループ	構成要素	測定方法	カットオフ値
Baumgertnerら（1998）	筋量	四肢骨格筋量/身長²（DXA）	若年者平均値の－2SD値（男性7.26kg/m²，女性5.45kg/m²）
Janssenら（2002）	筋量	（全身骨格筋量/体重）×100（BIA）	クラスⅠ：若年平均値の－1SD値から－2SD値内（男性31.6～37.1%，女性22.2～27.6%） クラスⅡ：若年平均値の－2SD以下（男性31.5%未満，女性22.1%未満）
EWGSOP（2010）	プレ・サルコペニア：筋量のみ サルコペニア：筋量＋筋力または身体パフォーマンス 重度サルコペニア：筋量＋筋力＋身体パフォーマンス	筋量：明文化していない（DXAまたはBIA） 筋力：握力 身体パフォーマンス：通常歩行速度	筋量：若年者平均値の－2SD値 握力：男性30kg，女性20kgまたは性，BMI別握力の大四分位 通常歩行速度：0.8m/s
SIG（2010）	筋量 身体パフォーマンス	筋量：四肢骨格筋量/身長²（DXA） 身体パフォーマンス：4m通常歩行速度	筋量：若年者平均値の－2SD値 4m歩行速度0.8m/s
IWGS（2011）	筋量 身体パフォーマンス	筋量：四肢骨格筋量/身長²（DXA） 身体パフォーマンス：4m通常歩行速度	男性7.23kg/m²，女性5.67kg/m² 4m歩行速度1.0m/s

　わが国では下方らが臨床で簡便に使用できる基準として，筋肉量減少はBMI 18.5kg/m²未満もしくは下腿周囲長30cm未満とすることを提唱している[4]．またIshiiらがわが国における簡易なサルコペニアスクリーニングとして年齢，握力，下腿周囲長の3項目で男性はOR：0.939（95%CI：0.918-0.958），女性はOR：0.909（95%CI：0.887-0.931）でスクリーニング可能であると報告している[5]．

　このようにサルコペニアの定義についてはさまざまな提唱があるが，たとえばアジア人のなかでは日本人の握力は高値であることや，歩行速度は日本人においては0.8m/sではなく1.0m/sのカットオフ値が適正との見解がある[6]など，カットオフ値の設定によってサルコペニアの該当率が変化する．またDXAやBIAを用いた筋量測定結果は人種や性差によって変動があり，測定対象部位が全身か四肢か，補正方法が体重補正値か身長補正値か，基準を若年集団の2標準偏差以下とするか高齢集団の20パーセンタイル値にするかなどでも該当率が異なるなどの問題点もあり[7]，世界的なコンセンサスを得ている定義は現在のところない．

🏠 フレイルの評価

　サルコペニアが筋肉量減少を主体として筋力や身体機能低下を診断基準として定義されているのに対し，フレイル（frailty，虚弱）は多くの生理機能が加齢により累積的に減退することにより生じる老年症候群であり，精神的側面および認知状態，社会的サポートや環境要因を含んだ社会的側面も包括しているとされている[6]．Friedらはフレイルとは加齢に伴って生じる機能的な予備能力の低下（恒常性維持機構の低下）により，健康障害や自立機能障害をきたしやすい状態，と概念的に定義付け，①体重

表2 フレイルスケール（Linda Fried Fraily scale）

体重減少	Weight loss BMI<18.5
著しい疲労感の自覚	Slow gait
筋力（握力など）の低下	Weak Grip
歩行速度の低下	Exhaustion/fatigue
活動レベルの低下	Low energy expenditure

(Fried LP et al, 2001)[8]

表3 フレイルの評価法（CHS index）

項目	定義	
体重	1年間で体重が4.5kg以上減少	
疲労感	自己評価 i）先月ごろよりいつも以上に疲労感がある ii）ここ1カ月弱くなった	
エネルギー使用量	生活活動評価（レクリエーションなどの活動量を評価）	
動作：歩行速度 15 feet（4.57m）	女性	≦身長159cm ……… 7秒以上 ＞身長159cm ……… 6秒以上
	男性	≦身長173cm ……… 7秒以上 ＞身長173cm ……… 6秒以上
筋力（握力）	女性	BMI≦23 ………… ≦17kg BMI：23.1〜26 …… ≦17.3kg BMI：26.1〜29 …… ≦18kg BMI＞29 ………… ≦21kg
	男性	BMI≦24 ………… ≦29kg BMI：24.1〜26 …… ≦30kg BMI：26.1〜28 …… ≦30kg BMI＞28 ………… ≦32kg

(Bandeen-Roche K et al, 2006)[9]

減少，②著しい疲労感の自覚，③筋力低下，④歩行速度低下，⑤活動レベルの5項目による判定法フレイルスケール（**表2**）を示した[8]．日本老年医学会は2014年5月に「フレイルに関する日本老年医学会からのステートメント」を発表し，Frailtyの日本語訳として「フレイル」を使用するとした．またフレイルはしかるべき介入により再び健常な状態に戻るという可逆性が包含されているとしているとしている[6]．

フレイルの評価法はさまざまあるが，多くは加齢に伴うさまざまな障害の蓄積として捉える総合評価モデルであるのに対し，Freidらの病態モデルを基本としたCHS index（**表3**）が広く知られている[9]．これは体重，疲労感，エネルギー使用量，歩行速度，握力の5項目のうち該当項目が3項目以上であればフレイル，1〜2項目でフレイル予備軍と定義したものである．また各項目は相互的に悪循環を形成することを示し（**図1**），これをフレイルサイクルとよんだ．

またRockwoodらの"障害"に着目したフレイル指標（Frailty index）[11]，フランスのGérontopôle Research Centerで開発された一般家庭用のフレイルスクリーニング

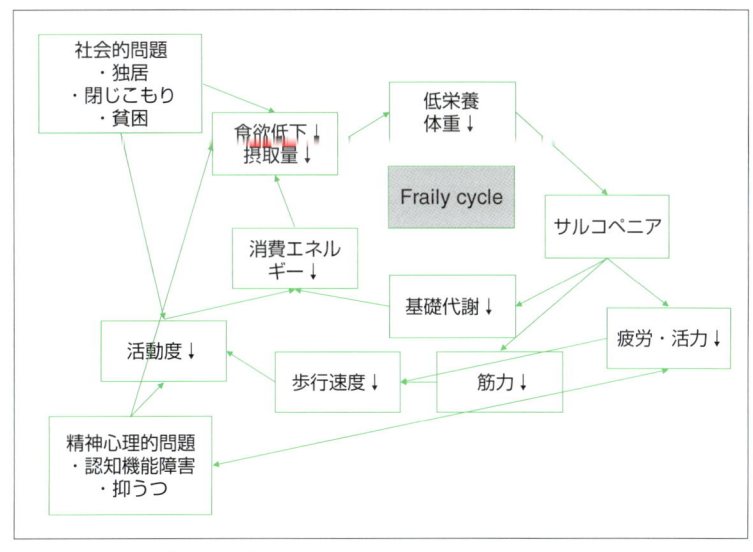

図1　フレイルサイクル

法のGFST(Gérontopôle Frailty Screening Tool)[12]，栄養評価法として世界的に使われているMNA®(Mini Nutritional Assessment)もフレイルの評価法として有用である可能性を示す報告もある[13]．このほかにもSOFスコア，Edmonton Frail Scale，Tilburg Frailty Indicator，Groningen Frailty Indicatorなど多くの方法が提唱されている[14]．

またわが国では2006年から介護予防給付が導入されるに際し，将来介護が必要となる高齢者の抽出のために25の質問に回答する自記式質問（基本チェックリスト）が考案された（**図2**）．これはBergmanらが提唱するフレイル評価のためのマーカーである栄養，移動，活動，筋力，持続性，認知機能，気分の7つの項目を網羅しており，フレイルスクリーニングとも考えられる．実際にCHS indexと基本チェックリスト総合点との関連を調査し，カットオフ値を7/8とすると，その感度は0.88，特異度は0.85となるとの報告もある[15]．このように基本チェックリストをフレイルのスクリーニングツールとして用いる妥当性の検討もされている[16]．

在宅でのフレイル・サルコペニア評価

フレイル・サルコペニアの正確な診断を行うことは重要であるが，その精度を求めるほどに必要機器の整備や測定条件の統制など現場負担が大きくなると同時に，診断を実施すること自体が難しくなってしまう．また図1に示されるように，サルコペニアはフレイルサイクルに含まれており，概念的にはサルコペニアはフレイルの身体的側面を表す一つの指標であり，フレイルは社会的問題や精神心理的問題など，高齢者の健康支援や介護予防を目的とするならば，幅広い視点から捉えるべき大きな概念であると考えられる．つまり健康高齢者の健康維持を図るだけではなく，健康への可逆性を内包したフレイルの高齢者に対して早期に効率よく介入することが大きな鍵と

基本チェックリスト

No.	質問項目	回　答 (いずれかに○を お付け下さい)	
1	バスや電車で1人で外出していますか	0. はい	1. いいえ
2	日用品の買物をしていますか	0. はい	1. いいえ
3	預貯金の出し入れをしていますか	0. はい	1. いいえ
4	友人の家を訪ねていますか	0. はい	1. いいえ
5	家族や友人の相談にのっていますか	0. はい	1. いいえ
6	階段を手すりや壁をつたわらずに昇っていますか	0. はい	1. いいえ
7	椅子に座った状態から何もつかまらずに立ち上がっていますか	0. はい	1. いいえ
8	15分位続けて歩いていますか	0. はい	1. いいえ
9	この1年間に転んだことがありますか	1. はい	0. いいえ
10	転倒に対する不安は大きいですか	1. はい	0. いいえ
11	6カ月間で2～3kg以上の体重減少がありましたか	1. はい	0. いいえ
12	身長　　　　cm　体重　　　　kg（BMI＝　　　）（注）		
13	半年前に比べて固いものが食べにくくなりましたか	1. はい	0. いいえ
14	お茶や汁物等でむせることがありますか	1. はい	0. いいえ
15	口の渇きが気になりますか	1. はい	0. いいえ
16	週に1回以上は外出していますか	0. はい	1. いいえ
17	昨年と比べて外出の回数が減っていますか	1. はい	0. いいえ
18	周りの人から「いつも同じ事を聞く」などの物忘れがあると言われますか	1. はい	0. いいえ
19	自分で電話番号を調べて，電話をかけることをしていますか	0. はい	1. いいえ
20	今日が何月何日かわからない時がありますか	1. はい	0. いいえ
21	（ここ2週間）毎日の生活に充実感がない	1. はい	0. いいえ
22	（ここ2週間）これまで楽しんでやれていたことが楽しめなくなった	1. はい	0. いいえ
23	（ここ2週間）以前は楽にできていたことが今ではおっくうに感じられる	1. はい	0. いいえ
24	（ここ2週間）自分が役に立つ人間だと思えない	1. はい	0. いいえ
25	（ここ2週間）わけもなく疲れたような感じがする	1. はい	0. いいえ

（注）BMI（＝体重(kg)÷身長(m)÷身長(m)）が18.5未満の場合に該当とする．

図2　基本チェックリスト

なっているであろう．
　これらを考慮して在宅で早期に介入すべき高齢者をスクリーニングするための簡便に実現性のある評価方法をあげる．

(1) 指輪っかテスト（**図3**）[17]
　両手の親指と人差し指で輪っかをつくり，ふくらはぎの最も太い部分を囲み，サルコペニアの可能性を評価する．隙間ができるほどサルコペニアのリスクが高く，筋肉

●ふくらはぎの最も太い部分を両手の親指と人さし指で囲む

低 ← サルコペニアの可能性 → 高

囲めない　　ちょうど囲める　　隙間ができる

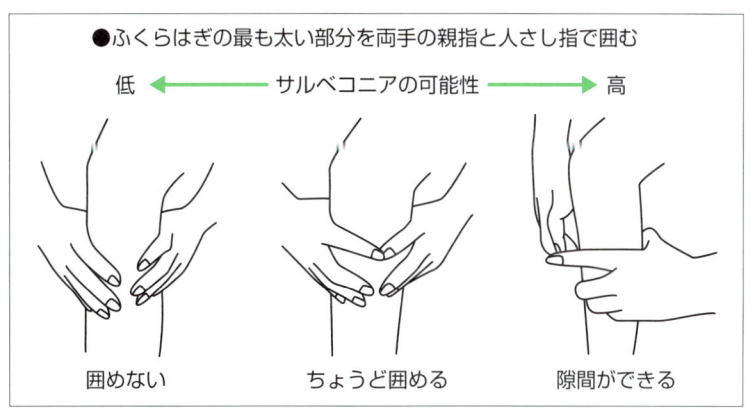

図3　指輪っかテスト　　　　　　　　　　　　　　　　　　　　　（飯島，2014）[16]

量や身体能力，食事量，口腔機能，QOL，うつ傾向，転倒などとの関連が示唆される．

(2) 基本チェックリスト

介護保険受給者の場合には基本チェックリストの得点を調べ，カットオフ値を7/8点としてフレイルスクリーニングとする．

(3) フレイルスケール（FRAIL scale）

疲労，抵抗，移動，疾患，体重減少の5項目をそれぞれ0点か1点で評価する．

合計得点が0点なら正常，1点で脆弱予備状態，2点で脆弱状態，3〜5点ならFrailtyと判定する．

(4) SPPB（Short Physical Performance Battery）[18]

SPPBは身体機能の評価指標で，測定項目はバランステスト，歩行スピード，椅子立ち上がりテストの3つから成り立ち（**図4**），5〜10分程度で実施することが可能である．各3テストの合計点（0〜12点）で評価し，8点以下をサルコペニアと評価する．

(5) 下肢筋力測定方法

5回の椅子立ち上がりテストは14.5秒以下，30秒椅子立ち上がりテストでは14.5回以下の場合，転倒リスクがあると評価され，サルコペニアのリスクがあると考えられる．

(6) 握力

握力計で測定し，男性＜30kg　女性＜20kgをサルコペニアと評価する．

在宅においてはこれらの評価を実施し，早期介入の足がかりとすることが大切である．しかしフレイルに関してはその介入には幅広い視点が必要となり，またサルコペニアに関しては筋肉量減少や身体機能低下などに対して十分に現実的で効果的な対応方法がいまだ確立されておらず，早期発見した後に"どのような支援や介入をするか"ということが最も重要となるであろう．

（藤本篤士）

Short Physical Performance Battery　氏名 ＿＿＿＿　測定日 ＿＿＿＿

1. バランステスト　＊歩行補助具（杖や歩行器）を使用しない．

閉脚立位
両足をくっつけた状態で10秒間維持

- 10秒未満 → 歩行テストへ
- 手でバランスを取ることはOK
- 膝を曲げることもOK

時間 ＿＿＿

点数（閉脚）
- 10秒可能　☐1点
- 10秒未満　☐0点
- 実施困難　☐0点

＊0点だった場合バランステストを終了し，歩行テストへ

↓ 10秒可能

セミタンデム立位
片方の足の踵ともう片方の足の親指をつけた状態で10秒間保持

- 10秒未満 → 歩行テストへ

時間 ＿＿＿

点数（セミタンデム）
- 10秒可能　☐1点
- 10秒未満　☐0点
- 実施困難　☐0点

＊0点だった場合バランステストを終了し，歩行テストへ

↓ 10秒可能

タンデム立位
踵とつま先をつけた状態で10秒間保持

時間 ＿＿＿

点数（タンデム）
- 10秒可能　☐2点
- 3〜9.99秒　☐1点
- 3秒未満　☐0点
- 実施困難　☐0点

2. 歩行テスト　＊歩行補助具（杖や歩行器）を使用してもOK

4m歩行時間（普段のスピード）を測定
2回測定し，良い方の結果を使用

1回目 ＿＿＿
2回目 ＿＿＿

点数
- 4.82秒未満　☐4点
- 4.82〜6.20秒　☐3点
- 6.21〜8.70秒　☐2点
- 8.70秒以上　☐1点
- 実施困難　☐0点

①被験者はスタートラインにつま先を揃える
②「よーいスタート」といい，被験者が動き始めたらスタートを押す
③どちらか一方の足がゴールラインを超えたらストップ
＊ゴールラインで止まらないこと

補助具の種類 ＿＿＿

3. 椅子立ち上がりテスト

プレテスト
被験者は腕を組んだままで椅子から立ち上がる

実施困難 → テスト終了　0点

↓

5回繰り返す
被験者は腕を組んだままで，"できるだけ早く"椅子からの立ち上がり，座りを5回繰り返す

時間 ＿＿＿

点数
- 11.19秒未満　☐4点
- 11.20〜13.69秒　☐3点
- 13.7〜16.69秒　☐2点
- 16.7秒以上　☐1点
- 60秒以上 or 実施困難　☐0点

総合点数
バランステスト	点
歩行テスト	点
立ち上がりテスト	点
合計点	点

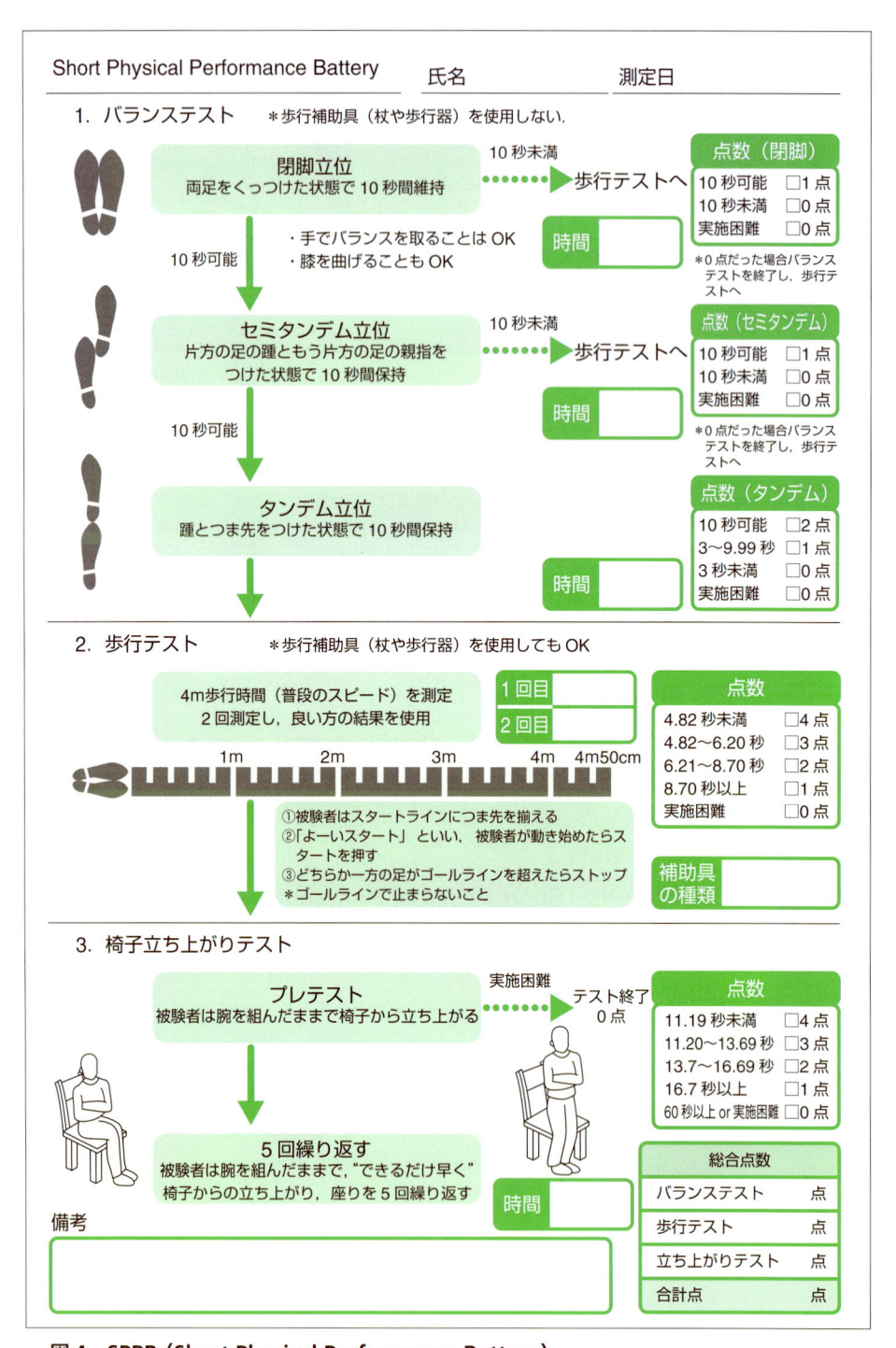

備考 ＿＿＿＿＿＿＿＿＿

図4　SPPB (Short Physical Performance Battery)
(http://kamomoka0415.blogspot.jp/2012/04/sppb.html を改変)

文献

1) 原田 敦・他：サルコペニア：定義と診断に関する欧州関連学会のコンセンサスの監訳とQ&A. 日老医誌 **49**：788-805,2012.
2) Cruz-Jentoft AJ et al：Sarcopenia：European consensus on definition and diagnosis：Report of the European Working Group on Sarcopenia in Older People. *Age Ageing* **39**：412-423,2010.
3) Chen LK et al：Sarcopenia in Asia：consensus report of the Asian working group for sarcopenia. *J Am Med Dir Assoc* **15**：95-101,2014.
4) 下方浩史・他：サルコペニアー研究の現状と未来への展望 1．日常生活機能と骨格筋量，筋力との関連．日老医誌 **49**：195-198,2012.
5) Ishii S et al：Development of a simple screening test for sarcopenia in older adults. *Geriatr Gerontol Int* **14**（Suppl.1）：93-101,2014.
6) 日本老年医学会：フレイルに関する日本老年医学会からのステートメント，2014年5月．
7) 清野 諭，新開省二：フレイルとサルコペニア—概念とその評価．*Geriat Med* **53**：321-327, 2014.
8) Fried LP et al：Frailty in Older Adults：Evidence for a Phenotype. *J Grontrl A Biol Sci Med Sci* **56**：M146-M156,2001.
9) Bandeen-Roche K et al：Phenotype of frailty：characterization in the women's health and aging studies. *J Gerontol A Biol Sci Med Sci* **61**：262-266, 2006.
10) Xue QL et al：Initial manifestations of frailty criteria and the development of frailty phenotype in the Woman's Health and Aging Study Ⅱ. *J Gerontol A Biol Sci Med Sci* **63**：984-990, 2008.
11) Searle SD et al：A standard procedure for creating a frailty index. *BMC Geriatr* **8**：24,2008.
12) Morley JE et al：Frailty consensus：a call to action. *J Am Med Dir Assoc* **14**：392-397,2013.
13) Bollwein J et al：Nutritional status according to the mini nutritional assessment（MNA®）and frailty in community dwelling older persons：a close relationship. *J Nure Health Aging* **17**：351-356,2013.
14) 佐竹昭介：フレイルのスクリーニング．*MB Med Reha* **170**：6-14,2014.
15) 佐竹昭介：Preventive long-term care in Japan：Screening Tool "Kihon Checklist" for frail elderly. 認知症包括ケアに関する研究（23-41），長寿医療研究開発費平成23年度総括研究報告，pp6-9,2011.
16) 飯島勝矢：サルコペニア危険度の簡易評価法「指輪っかテスト」．臨床栄養 **125**：788-789, 2014.
17) 新開省二・他：『介護予防チェックリスト』の虚弱指標としての妥当性の検証．日衛誌 **60**：262-274,2013.
18) Guralnik JM et al：Lower extremity function and subsequent disability：consistency across studies, predictive models, and value of gait speed alone compared with the short physical performance battery. *J Gerontol A Biol Sci Med Sci* **55**：M221-M231,2000.

6. 在宅での摂食嚥下障害，オーラルフレイル評価

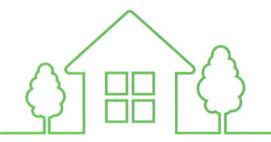

> **ポイント**
> ・在宅高齢者には低栄養，嚥下障害，口腔機能障害を多く認める．
> ・在宅では簡便な評価ツールとして MNA®-SF(栄養)，EAT-10(嚥下)，ROAG(口腔) が活用できる．
> ・オーラルフレイルのスクリーニングとして ROAG は有用である．

はじめに

　高齢者は口腔機能障害のリスクが高い．口腔機能は摂食嚥下プロセスの主要な役割を担っており，口腔機能障害は栄養状態を悪化させる[1-3]．歯の欠損やカリエス，歯周病，口腔粘膜の乾燥や感染症などは低栄養の要因となり[3,4]，高齢者に頻発する口腔機能障害は，低栄養や生活の質（quality of life；QOL）の低下だけでなく，深刻な合併症や死亡率に影響する[5,6]．

　在宅高齢者の自立生活の維持を考えるうえで，低栄養を背景とするフレイルおよびその根底をなすサルコペニアという大きな問題があり，摂食嚥下障害や低栄養が顕在化する前段階として老嚥や軽微な口腔機能障害（≒オーラルフレイル）という概念が提唱されている．飯島らはフレイルの第2段階として「栄養面のフレイル期」を提唱し，その中心的因子としてオーラルフレイルをあげている（**図1**）[7]．高齢者の健康長寿を支える栄養（口腔，嚥下機能），身体活動（運動など），社会参加（就労，余暇活動，ボランティアなど）の3つの柱を包括的に底上げし，少しでも早い時期からのサルコペニア予防，フレイル予防，あるいは両者の治療による改善が求められる（**図2**）．

　在宅では人的，時間的な制限が多い．オーラルフレイルや摂食嚥下障害，低栄養の早期発見のためには，①簡単で，②短時間に施行可能で，③職種を問わず，④信頼性のある検査が理想的である．本項では特に口腔機能に焦点を当てつつ，在宅で施行可能な口腔機能，摂食嚥下，栄養のスクリーニング評価について概説する．

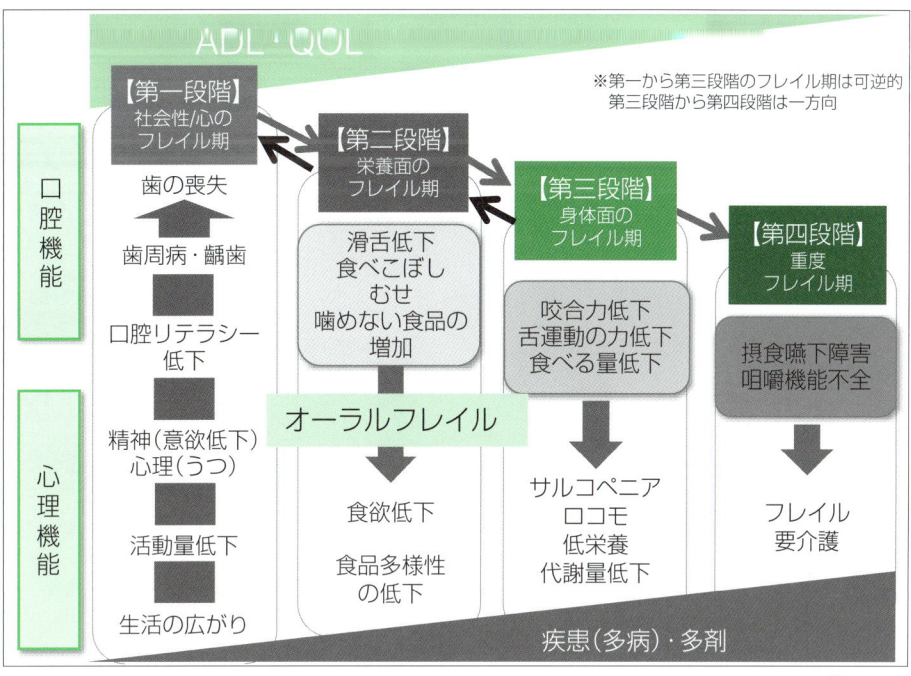

図1 高齢者の「食」から考えるフレイル期
(飯島, 2015)[7] を改変

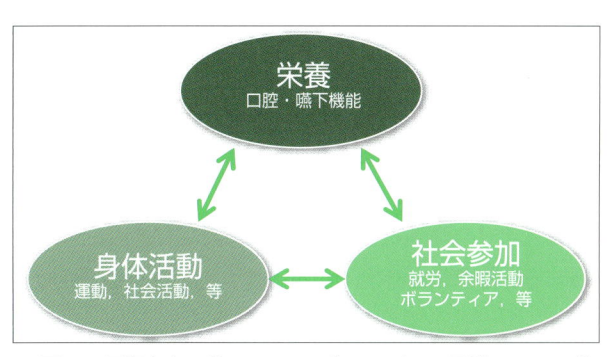

図2 早期からのサルコペニアとフレイルの予防の3つの柱
(飯島, 2015)[7] を改変

在宅スタッフの口腔,嚥下に対する意識

　　在宅にかかわる職種は口腔機能や嚥下機能の評価やアプローチについてどのように感じているのだろうか．2015年4月に熊本リハビリテーション病院の在宅部門のスタッフ38名（ケアマネジャー，リハ療法士，看護師）を対象に「口腔評価，口腔ケア」に関して行ったアンケート結果を図3に示す．アンケートによると，多くのスタッフが在宅患者の口腔の状態に何らかの問題があることを感じており，さらにほとんどのスタッフが口腔の評価やケアの方法に困難さを抱いていることが判明した．また，

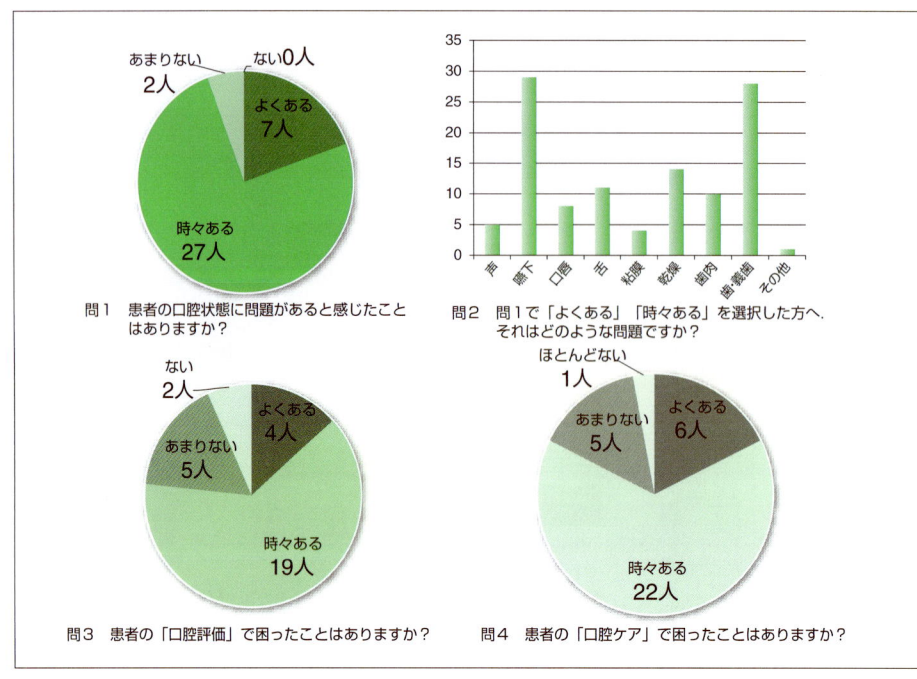

図3 在宅スタッフの「口腔評価・口腔ケア」に関するアンケート調査
2015年4月に熊本リハビリテーション病院の在宅部門のスタッフ38名（ケアマネジャー，リハ療法士，看護師）を対象に調査．

　困難さを感じている口腔の問題として「嚥下」と「歯・義歯」の回答が突出していたことは，在宅スタッフの職種構成の貧弱さと多職種連携の必要性をあらためて物語っている．つまり，言語聴覚士や歯科医師，歯科衛生士といった口腔嚥下の専門職が在宅では圧倒的に不足している．かつケアマネジャーや看護師，管理栄養士，言語聴覚士以外のリハ職種などの口腔嚥下の非専門家が，これらの問題に関して気軽にコンサルトできる環境が在宅では整っていないことを意味している．

在宅で求められる簡便，短時間，見える化スクリーニング

　在宅では血液検査や多職種による専門的な評価が困難である．限られた職種による，しかも少ない人数であるため，より簡便で，短時間で施行可能で，職種が異なっても情報共有が容易な（"見える化"できる）評価ツールが望ましい．

　簡便，短時間，見える化が可能な低栄養のスクリーニングツールとしてMNA®-SF（Mini Nutritional Assement-Short From，簡易栄養状態評価表）がある．MNA®-SFは多くの国でその妥当性が確認された高齢者の栄養評価ツールである．わが国においても，さまざまな臨床の現場の高齢者を対象にその妥当性が確認されている[8]．

　嚥下障害のスクリーニングツールとしてEAT-10が提唱されている（**図4**）．EAT-10では10項目の質問にそれぞれ0＝問題なし〜4＝ひどく問題として5段階で評価する嚥下機能の自記式スクリーニングツールである．入院で嚥下リハを行っている

図4 EAT-10 日本語版のフォーム
ネスレ ヘルスサイエンス日本 (https://www.nestlehealthscience.jp/eat10) よりダウンロード可能.

嚥下障害患者に行う必要はないが，ごく軽度から軽度の嚥下障害で訪問リハや外来リハも行っていないような方の嚥下障害を検知するには，信頼性・妥当性検証済のスクリーニングであるため有効と思われる[9]．要介護高齢者では EAT-10 で評価した嚥下障害が栄養状態と ADL に関連するという報告[10]や，嚥下障害患者の早期発見における EAT-10 と多職種チームの役割に関するレビュー論文[11]など，EAT-10 に関する研究報告が増えつつある．

MNA®-SF と EAT-10 を用いた在宅患者の低栄養と嚥下障害の有症率を**図5**に示す．在宅では低栄養を 27%，低栄養リスクを 54%，嚥下障害を 20% に認めている．この数値から推察されるように，低栄養や嚥下障害は在宅高齢者にとって一般的な障害であることがわかる．できるだけ早期からの低栄養や嚥下障害の予防が重要であること

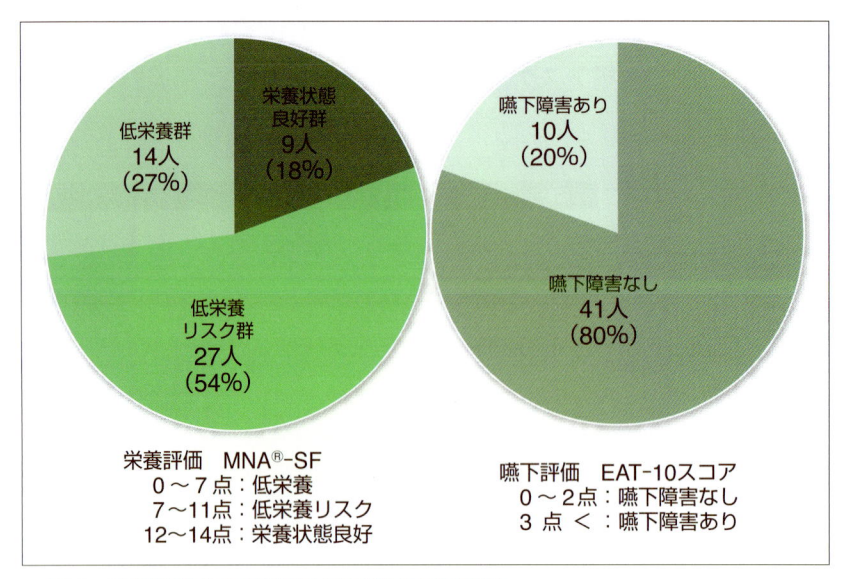

図5　在宅高齢者の低栄養と嚥下障害の有症率
2015年5月に熊本リハビリテーション病院在宅患者について調査．N=51（男性18人，女性33人，平均年齢85.5±5歳）．

はいうまでもない．

　口腔機能の包括的評価として確立されたツールは現時点では存在しない．歯・義歯を含めた口腔器官の評価や治療は歯科職種の専売特許である，という先入観が医療や介護スタッフに広く染み付いていることも一因ではないだろうか．口腔機能の評価も，栄養評価や嚥下評価における MNA®-SF や EAT-10 と同様に，簡便，短時間，見える化が可能な評価ツールが期待される．さらに，歯や義歯のみならず，舌や粘膜，口唇，声などの口腔器官・機能を包括的に観察しスコア化できるツールであれば在宅でも活用の機会が広がる可能性がある．そこで，口腔機能の包括的で簡便，短時間，見える化ができるスクリーニングツールとして ROAG を紹介する．

🏠 ROAG とは

　ROAG（Revised Oral Assessment Guide，改訂口腔アセスメントガイド）とは口腔機能を包括的に評価するツールであり，声，嚥下，口唇，歯・義歯，粘膜，歯肉，舌，唾液の8つの項目から構成される（**表1**）[12-14]．8つの項目は，良好（スコア1）から重度障害（スコア3）までそれぞれ点数化される．各項目のスコアを積算し，ROAG総スコア8点を口腔機能に問題なし，ROAG総スコア9〜12点を軽度〜中等度の口腔機能障害あり，RAOG総スコア13〜24点を重度の口腔機能障害あり，と判定する．Eilersら[12]により，骨移植や放射線治療，化学療法の治療を受ける患者に対して開発された Oral Assessment Guide（OAG）を，唾液（口腔乾燥）に関する項目などを若干修正し，高齢者向けに改訂されたものが ROAG であり，口腔機能評価に対する多職種間での信頼性と妥当性が示されている[12,15,16]．現時点では信頼性と妥

表1　ROAG（Revised Oral Assessment Guide，改訂口腔アセスメントガイド）

項目	状態とスコア 1	状態とスコア 2	状態とスコア 3
声	正常	低い or かすれた	会話しづらい or 痛い
嚥下	正常な嚥下	痛い or 嚥下しにくい	嚥下できない
口唇	平滑でピンク	乾燥 or 亀裂 and/or 口角炎	潰瘍 or 出血
歯・義歯	清潔で食物残渣なし	(1) 部分的に歯垢や食物残渣 (2) 齲歯や義歯の損傷	全般的に歯垢や食物残渣
粘膜	ピンクで潤いあり	乾燥 and/or 赤や紫，白色への変化	著しい発赤 or 厚い白苔，出血の有無にかかわらず水泡や潰瘍
歯肉	ピンクで引き締まっている	浮腫性 and/or 発赤	指圧迫で容易に出血
舌	ピンクで潤いがあり乳頭あり	乾燥，乳頭消失 or 赤や白色への変化	非常に厚い白苔水泡や潰瘍
唾液	ミラーと粘膜の間に抵抗なし	抵抗が少し増すがミラーは粘膜にくっつく傾向なし	抵抗が明らかに増し，ミラーが粘膜にくっつく or くっつきそうになる

　当性が担保された日本語翻訳版がないため，表1には筆者らが翻訳したものを示している．

　ROAGは歯科従事者でなくとも短期間の訓練で5分以内に完結可能となる簡便なものであり，地域で種々の医療，介護現場で使用するのに有用であると思われる．ADLに問題がある要介護状態の対象者を扱う在宅でも十分に対応可能である．また，ROAGはすべて客観的な評価であるため，意識レベルの低い対象者や認知症患者にも対応可能である．

　ROAGの各項目をみると，「声」は実際に発声してもらうことでコミュニケーション能力も評価できる．「嚥下」は評価者の簡便な主観的評価である．「粘膜」や「歯肉」，「歯・義歯」という項目があることで非専門職が口腔内を実際に観察する機会が得られる．歯周病の有無や，歯・義歯の汚染や適合具合，などを大まかに観察できる．「舌」では舌苔や萎縮の観察で舌のサルコペニアから全身のサルコペニアを，「唾液」（口腔湿潤状態）では口腔内乾燥から全身の脱水を疑うことができる．

　図6に入院高齢者に対する職種別のROAGの項目別スコアを示す．口腔器官・機能別に障害が多い項目として，歯と義歯，唾液があり，障害が比較的少ない項目として粘膜があることが判明した．また歯科衛生士と看護師の評価では，一部のスコアで職種間の差を認めた．海外の調査では異なる職種間によるROAGの妥当性や再現性が報告されているため[15]，非歯科職種におけるROAG活用の指導や経験がある程度は必要であろう．また同時に，信頼性と妥当性が担保されたROAGの日本語翻訳版の開発が望まれる．

在宅での口腔機能障害

　ROAGを用いた口腔機能障害の有症率を図7に示す．在宅においては，口腔機能に

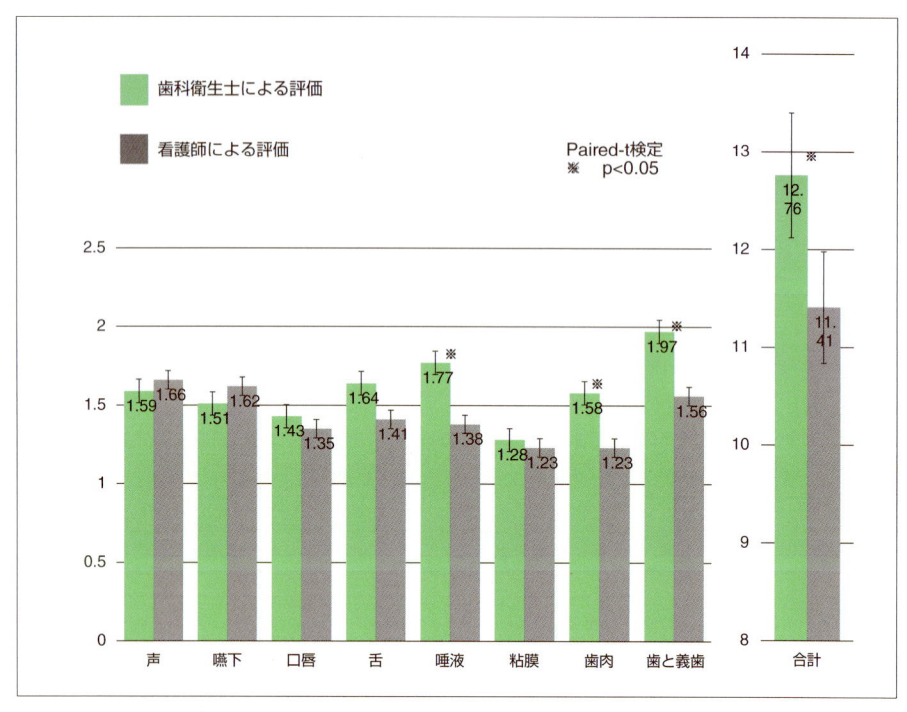

図6 ROAG評価における職種別の項目別のスコア比較
277人の65歳以上の入院高齢患者に対して歯科衛生士と看護師がそれぞれ評価を行った. 2014年10〜12月に熊本リハビリテーション病院にて調査. Paired-t検定で対応サンプルの差を比較した. 嚥下, 舌, 唾液, 歯肉, 歯と義歯, 合計スコアで平均の差を認めた (p<0.05).

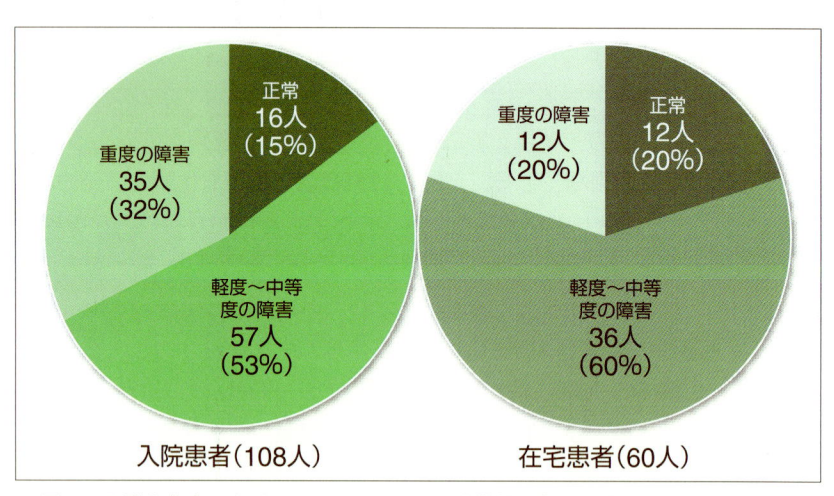

図7 入院と在宅におけるROAGによる口腔機能評価の比較
入院患者は2014年6〜9月に当院回復期リハ病棟に入院した65歳以上の高齢患者を対象（計108人, 男性56人, 女性52人, 平均年齢は80.5±6歳）.
在宅患者は2015年4月時点での当院在宅患者について調査（計60人, 男性23人, 女性37人, 平均年齢85.1±5歳）.

問題がなかったのは全体の20％, 軽度から中等度の口腔機能障害は60％, 重度の口腔機能障害は20％であった. この調査で興味深いのは, 入院, 在宅ともに8割以上の高齢者に何らかの口腔機能障害を認めていることである. 疾患の治療やリハが優先

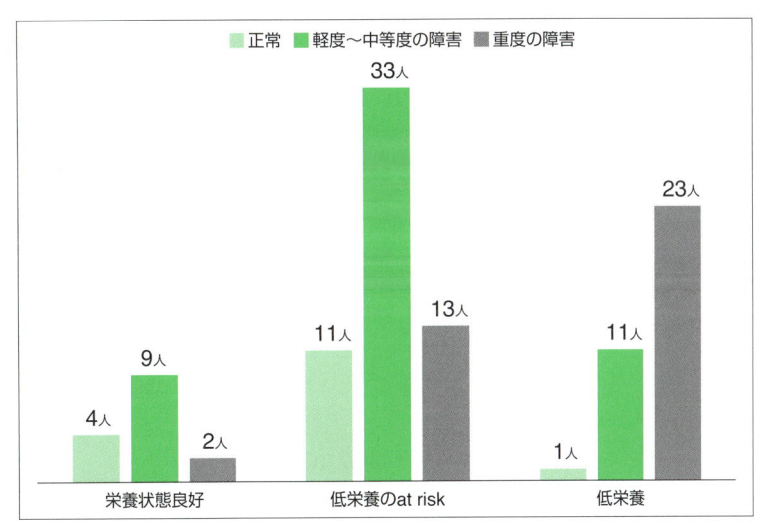

図8 栄養状態別の口腔機能障害の人数（人）
栄養状態は MNA-SF を用いて，口腔評価は ROAG を用いて評価した．対象は 2014 年 6 ～ 9 月に当院回復期リハ病棟に入院した 108 人の 65 歳以上の高齢患者（前述）．
One way ANOVA による解析で，栄養状態のグループ間で差があり（p<0.05）．

される病院においては多職種によるチーム医療が質と量ともに充実している（はずである）が，在宅ではそうはいかない．入院患者と同様の頻度と精度で，在宅高齢者においても口腔機能の評価と介入が必要である．

ROAG で評価した口腔機能障害は，MNA®-SF で評価した栄養障害と密接な関係を認めている（**図8**）．また，年齢別の ROAG スコア調査結果においては，加齢に伴い口腔機能障害が重症化している（**図9**）．高齢化が進み，低栄養の合併が多い在宅患者に対しては，口腔機能のスクリーニングを定期的に行い，口腔機能障害に起因する栄養障害や嚥下障害を予防していく取り組みが必要であろう．この点で，在宅の高齢者に対し ROAG を用いて口腔機能を定期的に評価していくことは，高齢者の予後を良好に保つ重要なポイントといえる．

🏠 ROAG によるオーラルフレイルの早期スクリーニング

オーラルフレイルのスクリーニングとして ROAG は有用である[17-24]．在宅を含めた高齢者のケアで ROAG を用いることの主要な目的は，口腔機能障害を包括的かつ早期に検知することである．評価がいくぶん簡易で，かつ複数の部位を総合的に評価し点数化する ROAG をルーチンの多職種評価・ケアとして活用することで，口腔機能障害を早く検知し，適切な口腔ケアや治療を促進し，ROAG で再評価することが可能になる．高齢者に対して口腔機能評価や口腔ケアを質量ともに充実させるためには，歯科職種だけでなくケアマネジャーや看護師を含めた多職種連携が必要である．特に看護師は高齢者の口腔評価に困難さを感じて敬遠する傾向があるが[25]，ROAG を用いて簡易に包括的に口腔機能評価を行うことで，ルーチンの看護業務として口腔ケア

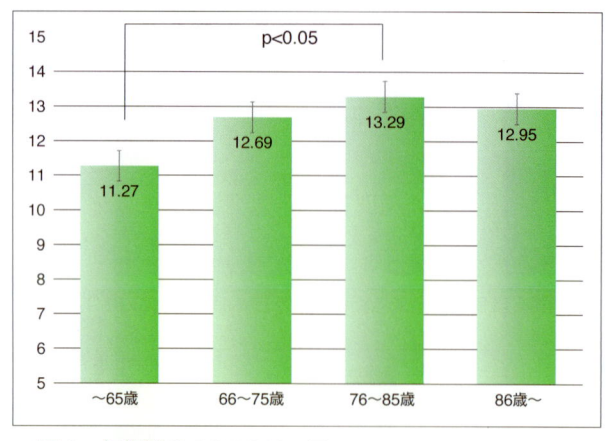

図9 年代別のROAGスコア
対象は2014年6〜9月に熊本リハビリテーション病院回復期リハ病棟に入院した108人の65歳以上の高齢患者（前述）．
One way ANOVA グループ間で差があり（p<0.05）．
多重比較 Scheffe[〜65歳]＜[76〜85歳]（p<0.05）．

が定着する[23]．さらに，地域の介護職種によるROAG使用の高い妥当性や再現性も報告されており[15]，在宅における幅広いセッティングで，軽度の口腔機能障害（≒オーラルフレイル）の早期スクリーニングとしてROAGが活用可能であると思われ，ROAGのこの領域での活用と検証が期待される．

（白石 愛，吉村芳弘，江藤美鈴）

文献

1) Soini H et al:Oral and nutritional status-Is the MNA a useful tool for dental clinics. *J Nutr Health Aging* **10**:495-499 ; discussion 500-501, 2006.
2) De Marchi RJ et al:Association between oral health status and nutritional status in south Brazilian independent-living older people. *Nutrition* **24**:546-553, 2008.
3) Yoshida M et al:Nutrition and oral status in elderly people. *Jpn Dent Sci Rev* **50**:9-14, 2014.
4) Ship JA et al:Geriatric oral health and its impact on eating. *J Am Geriatr Soc* **44**:456-464, 1996.
5) Fukai K et al:Mortality rates of community-residing adults with and without dentures. *Geriatr Gerontol Int* **8**:152-159, 2008.
6) Kim JK et al:*Oral health problems and mortality* **8**: 115-120, 2013.
7) 飯島勝矢：虚弱・サルコペニア予防における医科歯科連携の重要性：〜新概念『オーラル・フレイル』から高齢者の食力の維持・向上を目指す〜．日補綴会誌 *Ann Jpn Prosthodont Soc* **7**：92-101, 2015.
8) Kuzuya M et al:Evaluation of Mini-Nutritional Assessment for Japanese frail elderly. *Nutrition* **21**:498-503, 2005.
9) Belafsky PC et al:Validity and Reliability of the Eating Assessment Tool（EAT-10）. *Ann Otol Rhinol Laryngol* **117**:919-924, 2008.
10) Wakabayashi H, Matsushima M:Dysphagia assessed by the 10-item Eating Assessment Tool is associated with nutritional status and activities of daily living in elderly individuals requiring long-term care. *J Nutr Health Aging*. 2015, DOI 10.1007/s12603-015-0481-4.
11) Kaspar K, Ekberg O:Identifying vulnerable patients: role of the EAT-10 and the

multidisciplinary team for early intervention and comprehensive dysphagia care. *Nestle Nutr Inst Workshop Ser* **72**:19-31, 2012.
12) Eilers J et al:Development, testing, and application of the oral assessment guide. *Oncol Nurs Forum* **15**:325-330, 1988.
13) Andersson P et al:Oral health and nutritional status in a group of geriatric rehabilitation patients. *Scand J Caring Sci* **16**:311-318, 2002.
14) Andersson P et al:Inter-rater reliability of an oral assessment guide for elderly patients residing in a rehabilitation ward. *Spec Care Dentist* **22**:181-186, 2002.
15) Konradsen H et al:Evaluation of interrater reliability assessing oral health in acute care settings. *Int J Nurs Pract* **20**:258-264, 2014.
16) Ribeiro MT et al:Validity and reproducibility of the revised oral assessment guide applied by community health workers. *Gerodontology* **31**:101-110, 2014.
17) Pajukoski H et al:Oral health in hospitalized and nonhospitalized community-dwelling elderly patients. *Oral Surg Oral Med Oral Pathol Oral Radiol Endod* **88**:437-443, 1999.
18) Stuck AE et al:Dental treatment needs in an elderly population referred to a geriatric hospital in Switzerland. *Community Dent Oral Epidemiol* **17**:267-272, 1989.
19) Sullivan DH et al:Oral health problems and involuntary weight loss in a population of frail elderly. *J Am Geriatr Soc* **41**:725-731, 1993.
20) Mojon P et al:Relationship between prosthodontic status, caries, and periodontal disease in a geriatric population. *Int J Prosthodont* **8**:564-571, 1995.
21) Meurman JH et al:Oral infections in home-living elderly patients admitted to an acute geriatric ward. *J Dent Res* **76**:1271-1276, 1997.
22) Pajukoski H et al:Salivary flow and composition in elderly patients referred to an acute care geriatric ward. *Oral Surg Oral Med Oral Pathol Oral Radiol Endod* **84**:265-271, 1997.
23) McNally L et al:The orodental status of a group of elderly in-patients: a preliminary assessment. *Gerodontology* **16**:81-84, 1999.
24) Andersson P et al:Comparison of oral health status on admission and at discharge in a group of geriatric rehabilitation patients. *Oral Health Prev Dent* **1**:221-228, 2003.
25) Wårdh I et al:Oral health care-a low priority in nursing. In-depth interviews with nursing staff. *Scand J Caring Sci* **14**:137-142, 2000.

7. 在宅リハビリテーション栄養の予後予測と訓練内容判断

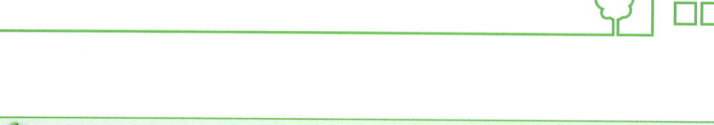

> **ポイント**
> - 在宅リハ栄養では, 病態に合わせた予後予測をする. それに向けて患者・家族とともに「SMART」に目標設定をする.
> - 在宅リハ栄養では,「PDSAサイクル」に沿ってリハ計画を進める. 同時にその結果を, 臨床研究として発表する.
> - 在宅リハ栄養は, 患者・家族の個別性が強く計画通りに進まないことがある. そのため, 随時に患者相談を受けて, リハ計画を微調整することが重要である.

在宅リハビリテーション栄養の予後予測と目標設定

1) リハビリテーションにおける予後予測と目標設定

　リハではInternational Classification of Functioning; Disability and Health (ICF) に基づき多職種によって患者の障害を評価する. そしてその評価結果から再獲得できるADLの予後予測をする[1]. さらに予測した予後に対して目標設定とリハ計画を立案する. 予後予測では疾病と目的に合わせて, さまざまな予測ツールがある. たとえば, 脳梗塞ではStroke Impairment Assessment Set (SIAS) を用いる. また脊髄損傷ではAmerican Spinal Injury Association Impairment Scale (ASIA impairment scale) を用いる. リハ専門医にはより正確な予後予測が求められるが, 現時点で見通し不明で予後予測が困難な場合には目標設定は見極めでもよい[2].

　目標設定では「筋力向上」「ADL改善」「QOLの向上」などがあげられることが多いが, 漠然とした目標では計画も立てにくくセラピストや家族がリハに難渋する. それらはリハ全体の方針にして, その達成のための行動目標を設定する. したがって場合によっては目標が複数個存在することもある. 目標はSMARTに設定することが重要である (**表1**). SMARTな目標とはSpecific (具体的), Measurable (測定可能), Attainable (達成可能), Relevant (切実・重要), Time-bound (期限) を意識して目標設定を行うことで, その頭文字を並べたものである. ビジネスの業務管理で多く利用されており, 近年では医療現場やリハでも利用されることが増えている[3].

表1 SMARTな目標の内容

頭文字	意味	内容	例
S	specific（具体的）	目標に具体性をもたせる	体重を3kg増加
M	measurable（測定可能）	可能であれば数値化する	1日10,000歩
A	achievable（達成可能） attainable（到達可能） appropriate（適切な）	ゴールの難度を適正にする	
R	Relevant（切実・重要） Results-based（結果重視） Related（論理的） Realistic（現実的）	患者，家族にとって切実で現実的な内容にする	自助具での食事自立
T	Time-bound（明確な期限）	目標を短期と長期に分けて期限を設ける	1カ月後に屋内歩行 3カ月後に屋外歩行

表2 SMART目標の例

S	体重増加＋3kg
M	1日2回（朝，夕）体重計に乗る
A	アミノ酸サプリメント摂取と下肢筋力トレーニング
R	ノートに表をつけて家族と確認しながら実施する
T	1）短期目標（1カ月）：体重1kg増加 2）長期目標（3カ月）：体重3kg増加

2）在宅医療における目標設定

在宅医療では病院や施設での医療と違って評価者と実施者が異なり，非医療従事者である患者，家族が実施者となることが多いため，目標設定や計画立案には注意が必要である．Sでは患者，家族が理解できるような具体的な内容を考慮する．またMでは在宅で測定可能な指標（身体測定，歩数計など）を用いて，評価者を選ばずに随時再評価ができるようにする．A，R，Tでは患者，家族と相談をし，ニーズに合わせた実現可能な目標と期限を設定するようにする．患者，家族にとって在宅は生活をする場でもあるので，リハを訓練として取り組もうとすると継続性が失われてしまうことがある．ICFのなかでも個人因子や環境因子を重視し，生活のなかにリハを取り入れられるようにするとよい．リハ方針を体力の回復とした目標例を**表2**に示す．

在宅リハビリテーション栄養の計画内容の判断

仕事の業務管理を改善する手法としてPDCAサイクルという概念がある．PDCAサイクルとはPlan（計画）・Do（実行）・Check（評価）・Act（改善）の頭文字を並べたもので，PDCAに沿って業務を行うと1周ごとに業務内容が改善していく．近年PDCAサイクルは医療の質の向上のため医療現場でも利用されるようになった[4]．そ

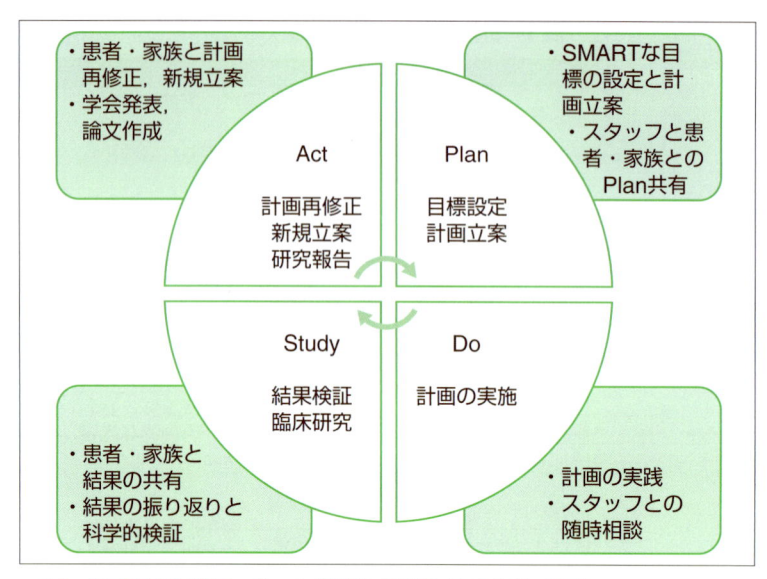

図　在宅リハビリテーション栄養における PDSA サイクル

して PDCA サイクルのなかの C：check において，より質の高い評価と検証を行うことによって C を S：study とする PDSA サイクルという概念がある[5]．この PDSA サイクルでは仮説を検証し得られた結果を解釈して，そこから推論を行う．在宅医療における問題点は在宅医療の現場で解決することが望ましい．そのため在宅リハ栄養を実践しながら，同時に PDSA サイクルに沿って臨床研究も推進していくことが重要である．

在宅リハ栄養における PDSA サイクルを図に示した．

(1) Plan

ここでは上述したように医療者と患者家族とが協同して SMART な目標を設定し，それに基づいて具体的でかつ実践的なリハ栄養計画を立案する．

(2) Do

ここでは立案した Plan（計画）が実践される．このとき，実施者が非医療従事者であるため計画が予定どおりに進まないことがある．したがって，スタッフは常に患者家族からの相談を受けられる態勢をもつことが重要である．

(3) Study

ここでは Plan で設けた一定の時期を迎えたら目標が未達成であっても，実践してきた内容を全体的に振り返って結果を評価する．われわれはこの過程から何を学び，何が達成できたのか，目標を達成できなかったとすれば問題点は何か，改善点はあるのかということについてデータ分析を行い，科学的に検証（study）する．そして，このときにどういう結果であっても患者，家族に評価を還元することが重要である．

また評価者は結果の評価（check）に留まらず，科学的検証に基づいてこの過程を要約して推論を行う必要がある．

(4) Act

ここでは 2 つの Act がある．1 つは Study で得られた結果を元に，再度患者，家族

表3 修正後のSMARTな目標

S	体重増加＋3kg	→	体重増加＋2kg
M	1日2回（朝, 夕）体重計に乗る	→	1日1回（夕）体重計に乗る
A	アミノ酸サプリメント摂取と下肢筋力トレーニング	→	食事内容調整と座位での下肢筋力トレーニング
R	ノートに表をつけて家族と確認しながら実施する	→	ノートに表をつけて家族と確認しながら実施する
T	1) 短期目標（1カ月）：体重1kg増加 2) 長期目標（3カ月）：体重3kg増加	→	1) 短期目標（1カ月）：体重1kg増加 2) 長期目標（3カ月）：体重2kg増加

と協同してPlanを立て直すことである．計画の修正をする場合には，具体的な改善点を提示する．計画を終了する場合にはさらなる次の課題へ向けて，新たなリハ栄養計画の立案を検討する．

もう1つのActはStudyで科学的に検討した結果を，学会発表や論文作成につなげることである[6]．それにより在宅リハ栄養のエビデンスが蓄積され，信頼性と学術性が高まる．そして，その意義と有用性が広く認知されることで，在宅リハ栄養が各地域でさらに実践されていくようになる．

在宅リハビリテーション栄養の訓練内容判断の実際

このように在宅リハ栄養はSMARTな目標設定をした後に，PDSAサイクルに基づいて進めていく．しかし「Do」の項目で述べたように在宅医療の現場では患者，家族の個別性が強く，当初の計画どおりに進まないことが少なくない．したがって評価者は日常臨床で随時再評価（re-Check）を行い，計画全体の進行具合を評価するだけでなく計画推進にあたっての問題点や改善点がないかについてSMARTな目標に沿って確認をする．Sでは具体性は十分であったか，Mでは測定方法に無理がなかったか，A，R，Tでは実現可能性や切実性について再検討をする．そして問題点や修正点があれば計画が滞りなく進行するように微調整や再修正を行うことが重要である．以下に**表2**で作成した目標に対する問題点に対して，目標修正を行った参考例を記載した．

・問題点
①朝は家族の時間が合わず，体重測定ができないことが多い．
②アミノ酸サプリメントの購入は経済的に困難．
③立位でのトレーニングは一人では転倒リスクがある．

・修正点
①体重測定は家族がそろう時間で1日1回に変更する．
②サプリメントは中止．日常の食事で蛋白質摂取を心がける．
③下肢筋力トレーニングは座位で施行できるものを理学療法士から指導してもらう．
④目標体重の設定を1kg下げる．
　→修正後のSMARTな目標（**表3**）

（諸冨伸夫）

文 献

1) 日本脳卒中学会：脳卒中ガイドライン 2009：http://www.jsts.gr.jp/guideline/281_282.pdf.（2015 年 3 月 12 日閲覧）
2) 若林秀隆：高齢者リハビリテーション栄養，カイ書林，2013，pp49-54.
3) Bovend'Eerdt TJ et al: Writing SMART Rehabilitation goals and achieving goal attainment scaling: a practical guide. *Clin rehabili* **23** : 352-61, 2009.
4) 福井次矢：EBM から PDCA サイクルへ．日内会誌 **101**：3365-3367，2012．
5) Taylor MJ et al: Systematic review of the application of the plan-do-study-act method to improve quality in healthcare. *BMJ Qual Saf* **23** : 290-298, 2014.
6) 諸冨伸夫・他：在宅で取り組んだリハビリテーション栄養の経験．日在医会誌（印刷中）

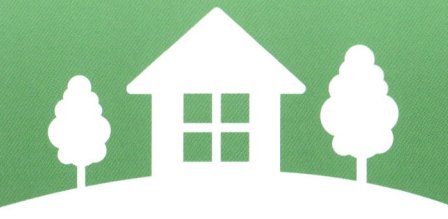

第3章

在宅リハビリテーション栄養
ケアプラン

1. 在宅リハビリテーション栄養を考慮したケアプランの作り方

> **ポイント**
> ・在宅リハ栄養を考慮したケアプランは，自立支援を目的とする．
> ・在宅要介護高齢者の多職種支援で目指すことは，生活の質（QOL）の向上である．
> ・ケアプランの質は，アセスメントの質によって決まる．

はじめに

　筆者は，今まで病院，介護老人保健施設，居宅系介護老人施設，在宅の栄養士を15年間経験し，そのうちの10年間は，施設と在宅の介護支援専門員（ケアマネジャー）の兼務も経験している．ケアマネジャーとは，要介護者または要支援者からの相談に応じるとともに，要介護者または要支援者が心身の状況に応じて適切なサービスを受けられるよう，市町村・サービス事業者・施設などとの連絡調整を行う者であって，要介護者または要支援者が自立した日常生活を営むのに必要な援助に関する専門的知識および技術を有するものとして介護支援専門員証の交付を受けた者である．高齢者の生き方はケアマネジャーも含む在宅介護支援を通じ，一変する可能性を含んでいる．本項では，それを前提に，在宅リハ栄養を考慮した介護保険制度に基づいたケアプラン[1,2]のつくり方を示したい．読者の周囲のケアマネジャーと異なる視点があることを留意し読んでいただけると幸いである．

在宅要介護高齢者を取り巻く日常生活環境の実状

　在宅リハ栄養を考慮したケアプランのつくり方に入る前に，誰もが理解してほしい在宅要介護高齢者を取り巻く日常生活環境の実状を説明したい．
　今の日本は，医療は発達したが，寿命と健康寿命との格差の拡大が問題であるといわれている．この人口問題として，他国に類のないスピードで超高齢社会と少子化，多死社会を同時期に迎え，2025年には，団塊の世代が75歳を迎える．これにより，社会保障費の問題，介護を受ける場所と人材の枯渇，孤独死などの地域の課題が山積することが予想され，総合して2025年問題ともいわれている．高齢者は，虚弱化し

ても自宅で暮らしたいと望む者が3分の2を占める.

これらに対して国策として,「地域包括ケアシステム」[3]が打ち出された.これは,2025年問題に対応すべく,医療・介護・住まいの包括的支援体制の構築を目指している.今回は,この国策に対応できリハ栄養を考慮したケアプランをつくるために必要な,「日本の介護保険制度とケアプランの示す自立支援」「ケアプランの要となるアセスメントの方法」を中心に説明をする.

日本の介護保険制度とケアプランの示す自立支援

1) 日本が誇る社会保障制度のなかの介護保険制度

わが国には,世界に誇れる社会保障制度の仕組みがある.2000年に介護保険制度もその一つとして施行された.ケアプランとは,介護保険制度で定められた要介護高齢者の自立支援を目的に,介護サービスを効率的に利用するためのPDCAの一連のシステムである.

この対象者は,65歳以上の第1号被保険者と40歳から64歳の第2号被保険者であり,保険者(市町村など)が認定した要介護認定者と定められている.

2) 超高齢社会の課題「医療費と介護給付費の増大」

ケアプランの目的である自立支援の達成のために,医療保険や介護保険を駆使することも多く,医療費と介護給付費は膨れ上がっている.平成26年版高齢者社会白書[4]によると,年齢が上がるほどに「健康状態は良くない」と答える者が多い.要介護高齢者の増加について,平成24年度介護保険事業状況報告(年報)によると,第1号被保険者割合(%)は前年比3.9%増加し,年齢層の割合は,前期高齢者(65～74歳)は67万人(12.6%),後期高齢者(75歳以上)は477万人(87.4%)と年齢が上がるほどに増加する.介護給付費は,居宅サービス費4兆853億円(53.3%),地域密着型サービス費8,027億円(10.5%),施設サービス費2兆7,704億円(36.2%)と介護給付費の半分以上を居宅サービス費が占めている.

3) 在宅リハビリテーション栄養を考慮した自立支援

"自立支援"の定義は,"単に介護を要する高齢者の身の回りの世話をするということを超えて,高齢者の自立を支援することを理念とする"と,介護保険制度では示されている.

筆者は在宅介護の現場で,"自立支援"に戸惑うことが多い.なぜならば,機能回復の有無だけで,その人の「健康」や「幸せ」は推し量れない実情を実際にみているからである.その戸惑いは,WHO憲章「健康の定義」[5]の一節「Health is a state of complete physical, mental and social well-being and not merely the absence of disease or infirmity.(健康とは,病気ではないとか,弱っていないということではなく,肉体的にも,精神的にも,そして社会的にも,すべてが満たされた状態にあることをいいます)」(世界保健機関憲章前文,日本WHO協会仮訳)によって,少し解決した.自立支援は,"ノーマライゼーション"だと理解すれば,わかりやすいだろうか.つ

まり，"自立"支援の目的を，今までの暮らしを取り戻すことを目指すのではなく，障害の有無に関係なく，本人の新たな価値観や環境をともにつくることが，自立支援ではないかと考えるようになった．

筆者は，この自立支援を目標にケアプランを多くつくってきたが，理想どおりにはいかない．本人，家族，専門職，行政や病院や施設など，立場によって意見は異なり，すぐには相互理解は難しく，時には軋轢を生み混沌を生み出すことも少なくない．また，おそらくケアマネジャーを経験した者であれば，介護保険制度は万能ではないことを思い知る．この悩みを解決する手順として，アセスメントがある．

🏠 ケアプランの要となるアセスメント方法

1) 在宅リハビリテーション栄養を考慮したアセスメント

ケアプランの最も重要な手順は，アセスメントである．自立を阻害する課題領域項目を抽出し，課題解決のための基本方針，目標，介護サービス内容や介入期間などが決定し，介護サービス計画書に記され，介護給付費が決まる．

ケアマネジャーが，ケアプランをつくるときに，アセスメントせずに主観や個人的解釈で行うとどうなるか想像してもらいたい．誰のためのケアプランか，わからなくなる．誰もが納得いくケアプランをつくるため，厚生労働省は 23 項目の課題評価基準項目（**表 1**）を定め，効果検証のための PDCA を制度化している．この課題評価基準項目は，ICF にも共通する項目も多く，リハ栄養に馴染みが深い専門職であれば容易に使いこなせるかと考えている．

2) 具体例

ここで，ひとつ例を取り上げる．病院の在宅医療連携室からケアマネジャーへ次のような電話連絡があったと仮定する．

> 脳梗塞のため入院した．入院前は介助なく生活ができ，病院では在宅復帰を目指し ADL 訓練を行っている．治療は終了し，あと 1 週間もすれば退院である．ただし，脳血管疾患後遺症による摂食嚥下障害，高次脳機能障害，右不全麻痺が残ったまま在宅復帰となる．情報は，退院時に医療情報，看護サマリー，リハサマリーを家族にお渡しする．

早速，試しに，この 23 項目で課題分析標準項目を使って在宅リハ栄養を考慮したアセスメントを行ってみてほしい．おそらく，難しいのではないだろうか．それは「参加」「活動」「環境因子」「個人因子」の情報が不足しているからである．不足している場合は，ぜひ病院や帰る場所へ出かけ，自分の目と足で情報収集をお願いしたい．

また，自立のための機能改善だけではなく，突然，脳梗塞を起こし，食介助が必要となった人の気持ちを理解する努力も惜しまないでほしい．しかし，その人が退院後にどのような暮らしが待っているのか，具体的にイメージが湧く人は少なくないだろう．そんなとき，**表 2** のように，本人の入院前の衣食住について，ケアマネジャーや本人や家族から聞いてもらいたい．

表1 課題分析標準項目

基本情報に関する項目

No.	標準項目名	項目の主な内容（例）
1	基本情報（受付，利用者等基本情報）	居宅サービス計画作成についての利用者受付情報（受付日時，受付対応者，受付方法など），利用者の基本情報（氏名，性別，生年月日，住所，電話番号などの連絡先），利用者以外の家族などの基本情報について記載する項目
2	生活状況	利用者の現在の生活状況，生活歴などについて記載する項目
3	利用者の被保険者情報	利用者の被保険者情報（介護保険，医療保険，生活保護，身体障害者手帳の有無など）について記載する項目
4	現在利用しているサービスの状況	介護保険給付の内外を問わず，利用者が現在受けているサービスの状況について記載する項目
5	障害高齢者の日常生活自立度	障害高齢者の日常生活自立度について記載する項目
6	認知症高齢者の日常生活自立度	認知症高齢者の日常生活自立度について記載する項目
7	主訴	利用者及びその家族の主訴や要望について記載する項目
8	認定情報	利用者の認定結果（要介護状態区分，審査会の意見，支給限度額など）について記載する項目
9	課題分析（アセスメント）理由	当該課題分析（アセスメント）の理由（初回，定期，退院退所時など）について記載する項目

課題分析（アセスメント）に関する項目

No.	標準項目名	項目の主な内容（例）
10	健康状態	利用者の健康状態（既往歴，主傷病，症状，痛みなど）について記載する項目
11	ADL	ADL（寝返り，起きあがり，移乗，歩行，着衣，入浴，排泄など）に関する項目
12	IADL	IADL（調理，掃除，買物，金銭管理，服薬状況など）に関する項目
13	認知	日常の意思決定を行うための認知能力の程度に関する項目
14	コミュニケーション能力	意思の伝達，視力，聴力などのコミュニケーションに関する項目
15	社会とのかかわり	社会とのかかわり（社会的活動への参加意欲，社会とのかかわりの変化，喪失感や孤独感など）に関する項目
16	排尿・排便	失禁の状況，排尿排泄後の後始末，コントロール方法，頻度などに関する項目
17	褥瘡・皮膚の問題	褥瘡の程度，皮膚の清潔状況等に関する項目
18	口腔衛生	歯・口腔内の状態や口腔衛生に関する項目
19	食事摂取	食事摂取（栄養，食事回数，水分量など）に関する項目
20	問題行動	問題行動（暴言暴行，徘徊，介護の抵抗，収集癖，火の不始末，不潔行為，異食行動など）に関する項目
21	介護力	利用者の介護力（介護者の有無，介護者の介護意思，介護負担，主な介護者に関する情報など）に関する項目
22	居住環境	住宅改修の必要性，危険個所などの現在の居住環境について記載する項目
23	特別な状況	特別な状況（虐待，ターミナルケア等）に関する項目

（厚生労働省，1999）[1]

表2 入院前の本人の衣食住

男性80歳．近所ではおしどり夫婦とよばれた72歳の妻と二人暮らしである．閑静な住宅街の一角に，40年前に建てた2階建ての一軒家に住んでいる．勤務していた会社では部長職であった．近所からの信頼も厚い人柄である．多忙を極めた会社員の頃の夢は，一階の縁側で，庭園を眺めながらのんびりと囲碁を打つことであった．暮らしぶりは，1年に1度の1泊2日の温泉旅行をシニア切符でのんびりと行くことを唯一の贅沢と思うほど，質素である．買い物は歩いて行ける距離にショッピングモールがあり，夫婦はそこで旬の食材を選びながら，1週間分の買い物をすることも楽しみであった．子どもは自立し現在は海外に住み，2年に1度正月に帰る．孫の顔が早くみたいと思っている．そんななか，昨年，脳梗塞で倒れた．

このように，衣食住を切り口に暮らしを紐解くことで，本人が大切にしてきたポリシーや世帯，住まい，近所との関係，性格，経済的観念，食へのこだわり，日常生活のなかで培われた本人のアイデンティティなどがわかる．そのうえで脳梗塞が本人にとってどんな意味をもつのか想像してもらいたい．これは，在宅リハ栄養を考慮したケアプランづくりのアセスメントで重要な要素となる．そして，アセスメントから課題抽出がされる（**表3**）．また，特に在宅リハ栄養が考慮すべき項目について，ICF項目で分類をした（**表4**）．

表3　アセスメント評価により抽出された課題項目

社会保障：	身体障害者手帳1級，要介護4
生活環境：	高齢者世帯，主介護者72歳専業主婦，意思疎通不可，特殊寝台が必要，移動移乗はリクライニング車椅子，外出時にスロープが必要，介護者は運転ができない
栄養問題：	低栄養，摂食嚥下障害，要食介助，意欲低下，窒息リスク，生活習慣病合併症，便秘，脱水，褥瘡リスク，口腔衛生状態の悪化，感染症リスク，食形態調整，異食行為，ベッド上で食べる，移乗移動方法，体幹保持ができない，介助力不足，服薬管理ができない，薬の形態が合わない
保　　清：	介助浴，自宅では入浴できない，福祉用具購入，褥瘡，移乗移動方法
排尿排便：	オムツとポータブルトイレ対応，寝返り不可，福祉用具購入，不潔行為
医療行為：	2時間ごとの吸引，褥瘡の処置，腸瘻（ポンプ），排便コントロール

表4　在宅リハビリテーション栄養が考慮すべき注目項目

項目	抽出された課題項目
健康	低栄養，生活習慣病合併症，便秘，脱水，褥瘡，口腔衛生状態，高血糖，意欲低下，脳血管疾患後遺症
心身機能・身体構造	摂食嚥下障害，腸瘻，高次脳機能障害
活動	ADL全介助，リクライニング車椅子で介助移動，
参加	外出時にスロープが必要
環境因子	40年前に建てた2階建ての家，自宅では入浴できない，介助者は妻のみ，身体障害者手帳，移動移乗車椅子，食事場所はベッド上，不潔行為，福祉用具購入（ポータブルトイレ），福祉用具貸与（特殊寝台）
個人因子	男性，80歳，趣味は囲碁，旅行が楽しみ，人望がある

3）在宅リハビリテーション栄養を考慮したアセスメント後のケアプランの手順[1,2]

　アセスメント以降のケアプランの手順について，ケアマネジャー，本人や家族，介護サービス担当者の役割から説明する．

　ケアマネジャーは，「サービス担当者会議」を開催する．ここで，基本方針，本人や介護者の要望，課題に対するサービス内容などが具体的に決議され，「介護サービス計画書」を作成する．この計画書の効果検証として，月1回のモニタリングを，自宅を訪問し評価する．本人または家族は，「介護サービス計画書」に同意と捺印をして，ケアプランに対して契約を結ぶ．介護サービス担当者は，サービス実施内容を「介護サービス計画書」を基に各職種のケア計画書に記す．本人のもっている能力を活用し自立を促し，介護者の介護力を考慮し，本人の社会参加と在宅介護生活の継続を念頭

にサービスを提供し支援する必要がある．専門職の自己満足にならないことが重要であり，自立支援の達成状況についてモニタリング評価を繰り返しながら，効果検証を行っていくことが義務付けられている．

おわりに

　高齢者は，身体の痛みや処方薬の内容，時には葬式の話で盛り上がるほど，健康に興味がある．これは，加齢に伴うもの忘れ，生活習慣病合併症の悪化や不眠，ポリファーマシーの弊害など口腔内乾燥，食欲低下や味覚の変化，咀嚼嚥下機能の低下，低栄養，ふらつき転倒など，自覚症状が増加するためであろう．目の前の患者を診て"そのような自覚症状があったなら，何故早く言ってくれなかったのか"と，悔しい思いをした専門職は少なくない．しかし，専門職には知識や経験上から，病的な引きこもり，もの忘れ，食事量，活動量，ふらつき転倒だとしても，本人にとっては，それが日常のことだとしたら"いつものこと"なのである．心配して声をかけても，"自分の身体は自分がよく知っている，年寄扱いしないでくれ！"ともなる．

　このように，在宅高齢者の要介護状態になる実状は，疾患ばかりではなく参加，環境因子，個人因子が影響していることは既に述べている．これらの在宅の実状を踏まえた専門職が，リハ栄養を考慮したケアプランを駆使することで，最期まで住み慣れた地域で笑顔あふれる暮らしをする人があふれることを望んでいる．

〈奥村圭子〉

文　献

1) 厚生労働省：介護サービス計画書の様式及び課題分析標準項目の示について，老企第29号，平成11年11月12日．
2) 厚生労働省：介護サービス計画書の様式及び課題分析標準項目の提示について等の一部改正について，老振発第0331008号，平成18年3月31日．
3) 厚生労働省：地域包括ケアシステム：http://www.mhlw.go.jp/stf/seisakunitsuite/bunya/hukushi_kaigo/kaigo_koureisha/chiiki-houkatsu/
4) 内閣府：平成26年版高齢社会白書（全体版）：http://www8.cao.go.jp/kourei/whitepaper/w-2014/zenbun/26pdf_index.html
5) 公益社団法人日本WHO協会：http://www.japan-who.or.jp

2. 在宅での多職種連携のあり方

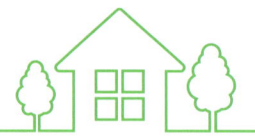

ポイント
- 多職種連携は2025年に向けた地域包括ケアシステムの要である．
- 価値観の違いと，帰属意識はしばしば多職種連携を阻む要因となる．
- 在宅におけるスムーズな多職種連携の醸成には，ネットワークの構築と「顔のみえる関係」が重要である．

はじめに

今や医療・介護・福祉において，「連携」は欠くことができない．しかし地域連携，病診連携，多職種連携と「連携」は多義的に用いられてはいるが，急性期から在宅までシームレスで良好な連携がとれているとは言い難い．ここではなぜ連携が必要なのか．それを阻害する因子とは何かを考え，最後にケースを通して多職種連携について考察したい．

なぜ今，連携なのか

1960年代以降，医療技術は急速に進展し，1970年代よりリハ医学の整備に伴い，さまざまな医療関係職種が誕生してきた．それは専門性の深化に伴い，合理化と効率化の側面からも必然的なものであった．またその間，医療の対象者は急性疾患から生活習慣病などの慢性疾患へ，若年者から高齢者へ，病院から地域へと変化してきた．複数の病気や障害をもった高齢者を地域で支える視点が求められてきたうえに，患者のニーズが多様化・複雑化してきたため，医療職だけではなく，福祉・介護職との連携も必然的に加わった．それぞれの職種は専門性を活かした役割分担が必要となり，患者家族とともに連携は不可欠となり，多職種協働でのチーム医療が発展してきた[1]．

わが国の医療介護福祉環境は高齢社会に伴い急速に変化してきたことで，いまや医療費抑制だけでなく介護費の抑制も喫緊の課題である．2014年度から国家プロジェクトとして，2025年に向けた地域包括ケアシステムが始動した．重度要介護状態になっても，認知症高齢者になっても，地域で自分らしい暮らしを人生の最期まで支え続けるために，医療の機能分化と医療介護と保健福祉領域の多職種連携の強化が求め

表1 連携における諸問題

- 限られた資源で最大の効果を生み出すマネジメントが求められている
  → 役割分担や業務内容の見直し，効率的な仕事の進め方が必要
- 医師を頂点とした階層構造を構築しやすい
  → 役割分担の際に対立が生じやすい
- 教育課程や価値観が異なる専門職で部署を形成している
  → 部署間の連携は弱く，セクショナリズム，縄張り意識が強い
- チーム対チームという新たな対立が起こっている
  → 専門的コンサルテーション型チーム（栄養サポートチーム，緩和ケアチームなど）vs ジェネラリストチーム（病棟スタッフなど）
- 個々人の仕事への責任感は強いが，組織への使命感は低い
  → 縦割組織に馴染んできた人はチームでの立ち位置がはっきりしない
- 対人関係スキルが求められている
  → 利用者・家族の消費者意識の高まりにより信頼関係構築は不可欠

（篠田，2011）[4]

られている．

連携を阻害する因子

　多職種連携は，実際円滑に機能しているとはいい難い．野中は多職種連携について，「組織」が連携するのではなく，組織のなかにいる「人」とが連携するのだが，それが実に難しい．また専門職間の権力格差が邪魔をし，それぞれの専門職は自分たちの価値観と専門用語を用い，なかなか相手のことを認めない．さらに集団心理としては，情緒的な一体感を容易にもつが，会議のなかでの意見交換は避け，「オモテのきまり」「ウラの本音」が分離している，と述べている[2]．また，角田は座談会の席上で医療系の人たちは対象に侵襲をかけることに慣れているので，「少し我慢すればよくなる」と簡単にいい，専門用語を多用する．一方，福祉系の人は，その人の幸せや安心にとても敏感で「そんなことを言ったらかわいそう」と感じ，話が理解できないのは，基本的なことがわからない自分たちが悪いと我慢してしまう傾向があると述べている[3]．また，篠田は医療・福祉のチームマネジメントを取り巻く課題として6項目をあげている（**表1**）[4]．

　価値観の違いや帰属意識が強い職種間で連携するために，岡田は情報共有のために，関係する職種が一堂に会して話し合う「ケアカンファレンス」を提案している．電話やFAXなどで頻回に連絡をとりあうことも大切で，所属や職種がそれぞれ違うからこそ，できるだけ「顔のみえる関係」で，情報共有をする価値がある，としている[5]．特に在宅では，それぞれの職種が異なった場所・組織に所属している．そのため他職種と直接話すことはほとんどなく，タイムリーな情報交換や微妙な調整は難しく，互いの思いもすれ違いが生じやすい．しかし連携不足は結局，患者・利用者，家族の不利益につながることを忘れてはならない．

在宅での多職種連携の実際

最後に在宅における多職種連携について，ケースを通して考察する．

Aさん，80歳代後半．脳梗塞の既往により，失語症，四肢麻痺．聴理解は曖昧で発語はない．要介護5．サービス付き高齢者向け住宅（以下サ高住）に入居し，食事以外はほぼ寝たきりでADL全介助である．車椅子乗車で，ミキサー固形食を摂取していたが，頸部前屈制限および舌の動きが悪く，全量摂取ができず，食べこぼしやむせが認められていた．

ある日39℃台の発熱があり，肺炎と軽度胸水貯留の診断にて，抗菌剤および補液の点滴，利尿剤投与，酸素吸入が開始となった．数日後解熱し，経口食の開始許可が出された．

1）経口摂取までの取り組み

家族は以前から胃瘻などの人工的な栄養投与は希望せず，可能な範囲で口からの摂取を望んでいた．経口摂取再開にあたり，咀嚼嚥下評価はサ高住の管理者である筆者自身（NST専門療法士，回復期リハビリテーション認定看護師）が行った．頸部前屈位と低栄養，食塊形成不良による咽頭残留に対し，頸部調整が可能なリクライニング車椅子および除圧強化のクッション，濃厚流動食・補助食品を導入し，ポジショニングとゼリーとの交互嚥下をサ高住の介護スタッフ，訪問看護，訪問介護と取り組んだ．そこで問題になったのは嚥下障害に対する意識や技術の差と，単独で介入するそれぞれのサービス事業所スタッフに，統一してかかわることの難しさだった．そのため介助指導書を作成し，毎回管理者も一緒に入り，食事介助を行った．2週目より介助は安定し，Aさんの身体状況の改善とともに，摂取時間の短縮，食事摂取量の増加へと好転した．

2）在宅における多職種連携の課題

誤嚥性肺炎後の経口摂取再開には**表2**のように多くの職種の介入が理想である．しかし現実として，地域にはリソースが少なく，タイムリーに介入することは困難である．担当チームが経口摂取への取り組みに消極的であれば，リスク回避の目的のも

表2　経口摂取再開にかかわる多職種の役割

身体管理	・医師，看護師
嚥下評価	・医師，歯科医，言語聴覚士ほか
口腔衛生	・歯科医，歯科衛生士，看護師，介護士ほか
栄養管理	・管理栄養士，調理師ほか
薬剤管理	・薬剤師，看護師ほか
身体ケア	・看護師，介護士ほか
ケアプラン	・ケアマネジャー
ポジショニング	・理学療法士，作業療法士，福祉用具専門相談員ほか

と，経管あるいは静脈栄養に移行しやすい．さらにチーム間において，摂食嚥下に対する知識技術のレベルの差や詳細な情報共有の難しさなど，問題は山積している．また，ケアマネジャーのコーディネート力は最も重要である．今回サ高住の管理者とケアマネジャーとの連携が密であったため，ケアプランの早期の変更ができた．また，家族や主治医との連携も良好であり，サ高住の場で顔がみえる関係があったため，経口摂取の取り組みが可能だったと思われる．

新宿食支援研究会[6]や京滋摂食・嚥下を考える会[7]は，地域でのネットワークづくりをとおして，多職種が学び合い，意識改革を行い，先駆的な活動を既に行っている．われわれはまずはケースをとおして，問題や対応について振り返る．そして必要な知識や技術はともに学び合い，次につなげていかなければならない．そのために必要なサービスは新たに開発する気概も必要だろう．在宅における多職種連携は2025年に向けて，地域包括ケア時代には要となる．そこに向けてわれわれは少しずつでも前進していかなければならない．

おわりに

2025年に向けて高齢者人口が急増するなかで，地域で元気にいるためには「栄養」と「廃用予防」は必須事項である．東口は75歳以上の高齢者ですでに栄養障害が存在する場合，病気や事故での予後が不良であることから，「医療の前を固める栄養管理体制」こそが，「地域の人々による，地域で行う，地域のための地域連携，すなわち独立型地域連携」の主軸を成すものであると述べている[8]．多職種連携なくして，地域住民の健康を護ることはできない．今こそ医療・福祉・保健の垣根を越えて，そして地域住民をも巻き込んだ有機的な関係づくりを進めていかなければならない．

（古谷房枝）

文献

1) 細田満和子：チーム医療とは何か．チーム医療論（鷹野和美編著），医歯薬出版，2002，pp1-10.
2) 野中 猛：なぜ連携なのか．多職種連携の技術（野中 猛，野中ケアマネジメント研究会），中央法規出版，2014，pp9-15.
3) 創刊号記念座談会 地域包括ケア時代における多職種連携と医師の役割．*Medical Alliance* **1**：6-19，2015.
4) 篠田道子：多職種連携を高めるチームマネジメントの知識とスキル，医学書院，2011，pp8-10.
5) 岡田晋吾：在宅における「高齢者肺炎」のあらゆる対策とは．訪問看護と介護 **19**：358-361，2014.
6) 五島朋幸：口から食べられる街．新宿−新宿食支援研究会のコンセプト，ストラテジーとアンビション．実践リハビリテーション栄養（若林秀隆編），医歯薬出版，pp121-126，2014.
7) 荒金英樹・他：地域でのリハ栄養モデルの作成と導入−京都府，京都市山科区での実践について．実践リハビリテーション栄養（若林秀隆編），医歯薬出版，pp127-133，2014.
8) 東口髙志：患者の暮らしを考えた在宅栄養管理の実践に向けて．日静脈経腸栄会誌 **30**：761-764，2015.

3. 在宅でのリハビリテーション栄養ケアプランと事例紹介：看護師の視点から

> **ポイント**
> - 在宅で行う医療処置は限界がある．ゆえに経口摂取ができることは大きな意味をもつ．
> - 在宅では介護者の生活にも配慮が必要である．家族の力，環境が大きな影響をもたらす．
> - 在宅ケアチームは目標を共有することで専門性を発揮する．看護師は医療と介護をつなぐ役割をもつ．

はじめに

　地域包括ケアの推進のため，それぞれの地域で多職種連携が進み，ICT（information and communication technology，情報通信技術）の活用によるスムーズな情報共有や地域での連携会議なども積極的に開催され，「顔の見える連携」ができるようになってきている．しかし，一方で地域ごとのサービスの数や質に違いがあり，病院のようにそれぞれの専門職がすべて介入できないこともある．

　治療優先の病院とは異なり，在宅では介護者の生活，健康状態，経済状態などの環境因子，個人因子も尊重しながら，地域の社会資源を駆使し，サポートにあたる．そのため，医療と介護の両面から考える必要がある．しかし，介護支援専門員の9割が福祉職という現実から，訪問看護師はその調整について，介護支援専門員とともに考える場面も多い．

　今回，筆者は加齢による嚥下障害と脱水から誤嚥性肺炎を併発し，経口摂取困難といわれたが，栄養管理と多職種連携によるリハで回復した事例を経験した．この事例をとおして，看護師の視点から在宅でのリハ栄養へのアプローチの実際についてまとめてみたい．

事例紹介

(1) 事例
80歳代，女性．ラクナ梗塞，認知症，脱水，誤嚥性肺炎．

(2) 現病歴
　初夏に長時間外出し，帰宅後，体温が高く，熱中症の症状があった．クーリングと水分を摂ることで症状は軽減したが，翌日より高熱と痰の増加がみられた．家族は「風邪でもひいたのでは？」と思っており，経過をみていた．しかし，なかなか軽減せず，苦しそうな様子がみられ，救急搬送となった．病院で「誤嚥性肺炎」との診断があり，禁食となり，補液を行った．嚥下評価，嚥下訓練も実施された．嚥下評価では「ミキサー食が妥当」と判断され，経口摂取が開始されたが，再度発熱し，禁食となった．発熱の影響もあり，認知機能低下がみられ，「これ以上ぼけてしまったら怖い」という不安から家族が退院を希望した．退院直後より訪問診療，訪問看護が開始となった．家族は長男夫婦と孫二人で同居している．自営業を営んでおり，長男の嫁は自営業の手伝いがあり，多忙であった．また，孫はそれぞれ受験を控えている時期であった．そのため，長男の嫁は，介護に対して，積極的ではあるが，時間がもてない状況にあった．

　退院直後に家族からは，「胃瘻は悩んだが，どうしても踏み切れない．口から可能な限りチャレンジさせてほしい．本人は食べたいという．もしかしたら回復できないかもしれないと医師から聞いている．それならそれで，家で最期まで過ごさせたい」との希望が聞かれた．

リハビリテーション栄養評価

　介入時に簡易栄養状態評価表（Mini Nutritional Assessment；MNA®）の Short Form にて栄養スクリーニングを行い，スコアは2点で「低栄養」と判断された．平常時は身長150cm，体重53kgであったとの情報があるが，現在は体重測定ができない状態であった．

　血液検査では断片的なデータしかなく，アルブミン値は 2.8 g／dl であった．

　主治医から，在宅での点滴管理の指示が出され，末梢静脈栄養法（peripheral parenteral nutrition；PPN）が開始となった（ビーフリード1,000ml／日＝420Kcal／日）．

　退院時には発熱は落ち着き，意識レベルもクリアであったことから，嚥下スクリーニングテストを行った．その結果は，RSST：2回／30秒，MWST：4点，FT：4点であった．舌のボリュームや巧緻性が低下していること，呼吸と嚥下のタイミングが合わないこと，喉頭挙上の不十分さ，咽頭残留などがみられ，義歯も合わず，開口により外れてきてしまう状態であった．

ゴール設定

　退院直後の状態から，経口摂取が可能かどうか，回復可能かどうかという点で，主

治医より「現時点では判断できない」との話があり，特別訪問看護指示書が発行できる2週間の間に，方向性を見極めることにした．

まずは，短期ゴールとしては，「1日ゼリー2パック経口摂取可能」とした．2週間経過したところで再度，アセスメントし，経口摂取が可能であれば，「1日2食経口摂取可能」「PPN終了，3食経口摂取可能」とステップアップすることを目標に設定することにした．

もし，経口摂取が不可能であれば，看取りの方向となり，苦痛緩和のため，最低限の輸液を行うことを目標に設定することになった．

🏠 リハビリテーション栄養ケアプラン

体重が測定できないこと，70歳以上であることから，基礎エネルギー消費量（basal energy expenditure；BEE）は815Kcalとなり，全エネルギー消費量（total energy expenditure；TEE）は1,165Kcalと推定された．退院時には，200〜500Kcalを付加していく必要があった．しかし，在宅という栄養ルートの確保が難しい状況から，主治医と相談し，最低限の800Kcalを目安に摂取していくことになった．そのためにはPPNのほか，経口摂取へ向けて，嚥下訓練が開始されることになった．スライスゼリーであれば，咽頭残留が少ないため，ゼリー食から開始となった．家族の負担を考慮し，少量で高カロリーのゼリー食品を摂取するようにした．1日2パック（400Kcal／日）を目標にした．

安定して経口摂取が確保できてきたところで，座位保持訓練を開始することにした．訪問介護を導入することも勧めたが，孫たちが協力するとの発言があり，学校から帰宅後，勉強をする時間も兼ねて，本人の居室を訪れ，座位保持訓練を孫と話しながら行うことになった．経口摂取を行っても発熱がなければ，経口からの摂取量を増やし，リハもそれに応じて強度を上げることにした．

🏠 経過（表）

介入当初は寝たきりであったが，孫たちの協力を得て，1週間後には1日2時間程度の座位保持が可能となった．また，経口摂取を開始しても，発熱はみられなかった．

一方で，PPNは末梢ルートの確保が徐々に難しくなってきた．さらに，拘束感や痛みなど本人の苦痛も強くなった．このような状況から，PPNは10日間程で終了となった．点滴が終了したことで，家族は安堵し，点滴を管理するというプレッシャーからも解放された．

嚥下訓練は，口腔ケアを兼ねて，舌訓練，ストレッチ，嚥下と呼吸のタイミングを合わせる訓練（息こらえ嚥下など）などを訪問看護師が実施した．また，歯科医師の訪問診療を導入し，義歯の調整を依頼した．歯科医師は義歯調整の際に，舌接触補助床（palatal augmentation prosthesis；PAP）のようにやや口蓋を厚めに作製してくれた．このことで舌のボリューム不足を補うことができ，咽頭残留が減ってきた．結果，経口摂取量が増加した．この頃より，本人から「甘いものだけじゃ飽きた．味噌

表　経過

経過	退院	→7日目	→10日目	20日目	30日目
状態	微熱あり（37℃台）SpO₂96%	36℃台へSpO₂98%	発熱なし座位保持安定	発熱なし立位・歩行可能	発熱なし外出可能
PPN	アミノフリード1,000mL／日	アミノフリード500mLへ	終了		
体重変化	不明		45kg	→46kg	→48kg
経口摂取	ゼリー食	→ペースト食	→ソフト食		全粥軟菜
医師	PPN指示全身管理（抗生剤使用等）	PPN指示変更経口摂取指示	PPN終了指示半消化栄養剤処方	定期診察半消化態栄養剤処方	定期診察
看護師	点滴管理嚥下訓練生活指導介護指導	点滴管理嚥下訓練（食事指導）生活指導介護指導	栄養剤摂取方法指導嚥下訓練起立・歩行訓練介護指導	食事指導嚥下訓練起立・歩行訓練介護指導	嚥下訓練歩行訓練介護相談
歯科医師		義歯調整（PAP）	→　義歯完成	→　嚥下訓練	
栄養士		配食サービス開始調理指導	栄養指導調理指導	配食サービス調理指導	
ケアマネジャー	福祉用具調整医療費助成申請支援	→エアマット変更配食サービス調整	嚥下訓練対応可能な通所サービス検討	通所サービス調整ショートステイ検討	通所へ
家族	点滴管理ゼリー食購入座位保持訓練	点滴管理→嚥下食調理座位保持訓練	栄養剤摂取調整→排泄行為自立へ起立訓練	歩行訓練食事動作自立へ	

汁が飲みたい」との希望が聞かれた．再度，嚥下スクリーニングテストを行い，ペースト食は可能であろうと判断し，1日1食のみ配食サービスを利用することになった．ケアマネジャーと相談し，嫁の負担を減らすため昼食を配食サービスとした．配食サービスの管理栄養士から栄養指導と調理指導を受けることが可能となったため，長男と長男の嫁が指導を受けた．管理栄養士からは，「ご家族の食べられるもののなかから，少しだけ軟らかく調理して，ミキサーにかけてみましょう」との提案があった．その提案に長男の嫁は「あらためて嚥下食をつくらなくていいんですね」と安心した様子があった．

　座位保持の訓練が始まったことで，当初寝たきりであったため褥瘡予防のため導入していたエアマットを，座位保持時に不安定にならないタイプのエアマットへ変更してもらうようケアマネジャーへ提案した．結果，1日のほとんどを座位で過ごせるようになった．

　特別訪問看護指示期間が終了する2週間後には，座位保持が可能となり，経口摂取ではソフト食が食べられるようになった．体重測定も行うことができ，45kgに低下していることがわかった．このような状況から，再度ゴール設定を行うことにした．

　順調に回復してきているため，長期ゴール（3カ月）は「体重が標準体重まで戻ること」とし，短期ゴール（1カ月）は，「全粥軟菜摂取可能」とした．

　座位可能となったことで，デイサービスの利用が可能となり，週1回からデイサービスを利用し，訪問看護も週3回から週2回へと減らした．嚥下訓練では，咀嚼訓練を取り入れ，食形態もソフト食から軟菜まで変化した．その間，発熱はみられなかった．

　1カ月後，体重は48kgまで増加し，食事は全粥軟菜のレベルまで食べられるようになった．デイサービスの回数も増え，手引き歩行で迎えの車に乗り，出かけている．認知機能も低下はなく，短期記憶の欠落はあるものの，大きな変化はみられていない．

考察

　在宅で行われる医療処置は限られている．そのなかで，栄養管理をするためには経口摂取が重要となる．今回のように PPN を行う場合は，家族がその管理を担わなくてはならない．そのことへの家族のプレッシャーは大きい．今回のケースも，何度も「点滴が落ちていない」「刺入部が腫れてきた」などの連絡を受けて，看護師が緊急訪問している．それ以外の栄養ルートは在宅ではすぐに行うことは難しい．「点滴をやめるために安全に食べる方法を考えたい」という思いが本人・家族も大きかったと思う．このような点からも在宅では経口摂取を行うことが大きな意味をもつ．しかし，経口摂取に伴う誤嚥性肺炎という大きなリスクもある．リスク管理をしながら，経口摂取までのサポートを行うことが重要であると考える．

　訪問看護は，介護保険を利用して訪問するときには，区分支給限度額の範囲内で，ケアマネジャーのケアプランに基づいて訪問する．そのため，訪問できる回数には限界がある．状態が変化し，医療依存度が高くなった場合には，特別訪問看護指示書により，医療保険を利用して 14 日間のみ訪問することができるが，その発行は例外を除き，月 1 回までと決められている．そのため，この事例では PPN についても特別訪問看護指示期間が終了する頃までに今後の方針を立てる必要があった．今回は幸い 10 日目にして PPN は終了となった．訪問看護師は，制度も理解したうえで，先を見越し，ケアマネジャーとともにケアマネジメントを行う役割があると考えている．

　また，在宅では介護者の生活も考慮しなくてはならない．今回の事例でも，長男夫婦が自営業を営んでおり，嫁はその手伝いと家事をこなさなければならず，多忙であった．そのなかで，嚥下調整食をつくることは非常に手間がかかり，介護負担も大きい．そのため，管理栄養士から「ご家族が食べるものを少しだけ軟らかく煮て，ミキサーにかけたらよいですよ」とアドバイスしてもらうことで，嫁の介護負担は軽減された．この事例では，孫たちが同居しており，日常の食生活が孫中心のものであったため，洋食が多く，通常の高齢者の食事で不足しがちな脂肪も摂ることができる食事となったと考える．また家庭の味をそのまま提供することで，食欲もわき，家庭内での会話にもつながった．その結果，認知機能の低下も抑制できた．さらに，住み慣れた自宅で過ごすことにより「いつもの習慣を自分で行いたい」という思いがわき，リハにも意欲的に取り組むことができた．

　看護師は，嚥下訓練も併せて行っている．訪問をしてくれる言語聴覚士はその地域にはいなかったため，主治医と連携し，嚥下訓練を実施した．看護師は不足する資源に対しても広く浅くの知識ではあるものの，対応することができる．また，生活のなかで基本的な動作の一つひとつがリハにつながっていくよう生活のなかに溶け込んだリハを考えることで自然に嚥下訓練につなげられたと考えられる．

　在宅において，栄養摂取のためのルートなどの医療処置の限界があること，家族と異なる食形態をつくるとなると家族の介護負担が大きくなることが大きな問題であり，その 2 つが在宅療養の継続を困難にする原因となり得る．今回の事例では，家族の協力はもちろん，さまざまな制度を利用したり，多職種が連携したりすることによ

りどちらの問題も克服できた．これは，それぞれの専門職が，「何とか経口摂取につなげたい」という同じ目標に向かって専門性を発揮した結果である．訪問看護師は，医療面から先を予測し，各職種の専門性を理解し，不足する職種には代替できる方法を検討していく必要がある．それが，医療と介護をつなぐことになると考える．

おわりに

在宅では，住み慣れた環境で過ごすこと，家族の力を活かすことで驚くほどの回復につながることがある．一方で家族の介護負担にも配慮が必要となる．訪問看護は，「命を守り生活を支える」といわれる．この言葉どおり，医療と介護をつなぐ役割を果たすことが重要である．地域包括ケアシステムのなかで，病院と在宅をつないでいくことも訪問看護師に期待される役割だと考える．

(小津美智子)

文献

1) 若林秀隆：リハビリテーション栄養ハンドブック，医歯薬出版，2010．
2) 若林秀隆，藤本篤士：サルコペニアの摂食・嚥下障害，医歯薬出版，2012．

4. 在宅でのリハビリテーション栄養ケアプランと事例紹介：管理栄養士の視点から

ポイント

- 在宅要介護高齢者において，運動量が少なく摂取栄養量が多い場合は，サルコペニア肥満によるADL低下を招くリスクが高く，その予防・改善にはリハ栄養が効果的である．
- 在宅では患者・家族との信頼関係構築と多職種連携が，支援継続とサービスの効果を上げる鍵となる．
- 在宅訪問栄養食事指導では生活全体をみることで，患者・家族の意向を踏まえた食支援を行うことができる．

はじめに

通院困難である在宅患者は歩行困難であることから，居宅で運動量が極端に少ない生活を行っている場合が多い．サルコペニア肥満（sarcopenic obesity）はHeberによって1996年に初めて使われた[1]．サルコペニア肥満は著明な体重増加ならびに筋量・筋力が低下している状態を示す．肥満は日本人の要介護，寝たきり原因の約30％を占め，生活習慣病の要因となる[2]．サルコペニア肥満は60歳代から増加する．性・年代別のサルコペニア・サルコペニア肥満を示す（**図1**）．管理栄養士による在宅訪問栄養食事指導の対象者は，要介護高齢者が多く，運動量が極端に少ないことから，継続して摂取栄養量が必要栄養量よりも多い場合は，サルコペニア肥満となるリスクが高い．

Leeら[3]は，サルコペニア肥満とそうでない人とを比べ，同じ体重でも変形性膝関節症の有病率が高いと報告している．荒木ら[4,5]は，サルコペニア肥満は年齢と関連なくインスリン抵抗性，高インスリン血症と関連し，肥満や2型糖尿病で筋肉内に脂肪が蓄積するとインスリン抵抗性が起こり，これらが筋力低下の原因と報告している．

在宅訪問栄養食事指導は，栄養スクリーニング・アセスメントで在宅患者の問題点を抽出し，本人・家族の意向を踏まえたゴールに向かって適切な栄養介入を行う．サルコペニア肥満による生活習慣病の悪化や変形性膝関節症によりADL低下の予防・改善のためには，栄養介入とともにリハを行うリハ栄養が効果的である[6]．在宅訪問管理栄養士はまだ少ないのが現状であるが，多職種と連携することで，在宅患者の栄

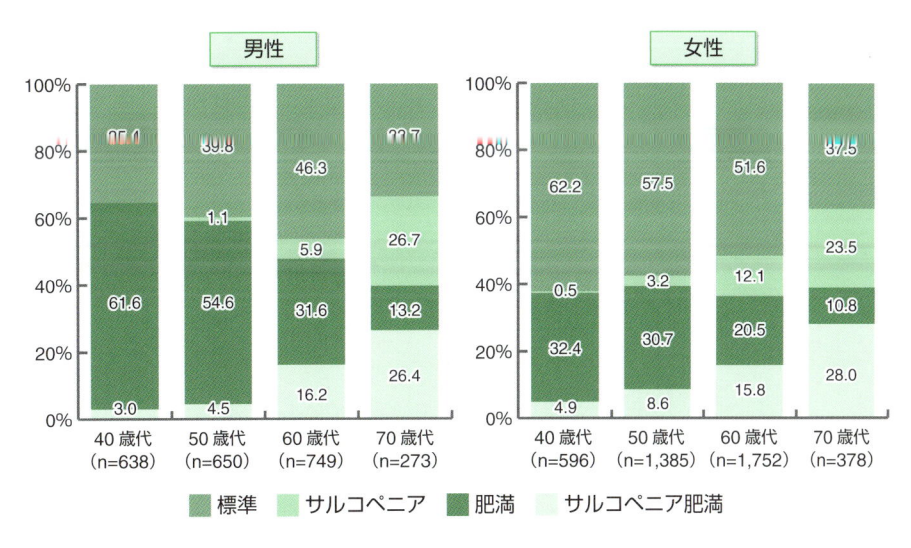

図1 性・年代別にみたサルコペニア，サルコペニア肥満の割合 （金・他，2013）[2]

養状態の改善からADLの改善，QOLの向上に貢献している．

事例紹介

（1）事例
50歳，男性．糖尿病，腰椎椎間板ヘルニア術後，腰部脊柱管狭窄症．

（2）現病歴
30年前より糖尿病，20年前にアルコール依存症と診断される．18〜30歳まで長距離運転手の仕事に従事．長時間の運転で体重が増加したこと，荷物の積み下ろしなどの重労働を続けた結果，腰椎椎間板ヘルニアを発症し手術を受けた．しかし，痛みとしびれが残り仕事も困難となり退職した．次第にアルコールの量が増えアルコール依存症となった．当時は家庭内で暴力行為があったため，専門の治療施設に入所した．現在も治療は継続中であり，アルコールの摂取はしていない．10年前に腰部脊柱管狭窄症の診断を受けた．糖尿病はインスリン注射で治療している．アルコール依存症の治療後は無職で，腰部と膝関節の痛みとしびれに悩まされて作業所への通所もできなかった．せっかちで短気な性格であり，医療ソーシャルワーカー（MSW）やケアマネジャーに「痛み止めが効かない」「担当者を変更してほしい」などと頻回に訴えていた．

リハビリテーション栄養評価

身体計測：身長163cm，体重108kg，BMI 40.6kg/m^2，IBW 58.5kg，％IBW 256％．
ICFによる評価（**表**）．

表 ICFによる評価

健康・病気	糖尿病，腰椎椎間板ヘルニア術後，腰部脊柱管狭窄症，アルコール依存症（既往）
機能障害	下肢筋力（低下），持久力（低下），心理機能（うつ状態），肥満
活動制限	歩行（制限），姿勢保持（制限），外出時は車椅子と歩行器使用
参加制約	作業所への通所（困難），外出（制限），無職
個人因子	50歳，男性，せっかちで短気，無職
環境因子	高齢の母親との2人暮らし，独身，要介護2，身体障害者手帳（肢体不自由1種3級），築40年以上の持家一戸建て（段差多数）

ゴール設定

本人の希望：もう一度手術を受けて痛みとしびれがなくなったら作業所に通いたい．
家族の希望：自分も高齢なので今後の生活が不安．息子には自分でできることを増やしていってほしい．
短期ゴール（3カ月）：必要栄養量を理解し適正な食事摂取ができるようになる，減量する．
長期ゴール（6カ月）〜：手術可能な体重まで20kgの減量．

リハビリテーション栄養ケアプラン

・必要栄養量：エネルギー1,800kcal（理想体重を基にした基礎代謝量1,376kcal×活動係数1.3×ストレス係数1.0），蛋白質70g．
・摂取栄養量：エネルギー2,000kcal，蛋白質50g．
・検査値：HbA1c8.2％，TG132mg/dl．
・サルコペニアの有無：AMC32.1cm，CC32.8cm，握力19.7kgであることから，サルコペニア肥満の可能性あり．
・摂食・嚥下障害：なし．
・処方薬：メチコバール，トリプタノール，酸化マグネシウム，ヒルナミン，ピレチア，リントン，アローゼン，ハルシオン，ノックビン，ディオバン，アキネトン，セニラン，リスパダール，ビタダン，カルナクリン，ロキソニン，オバルモン，ミオナール，ムコスタ，ノイロトロピン，プルゼニドラキソベロン，レペタン座薬，ボルタレンサポ，グッドミン，ロヒプノール，ベルベロン，防風通聖散，デパス，センノサイド，モーラステープ．
・解決すべき課題：肥満，腰痛，膝関節痛，多剤内服．
・支援方針：糖質を減らしエネルギーを下げつつ，蛋白質を増やす食事にする．そのためにホームヘルパーの協力を得て調理指導と摂食指導を行う．

経過

X年12月：体重100kg

通院リハを行って半年経過していたが，痛みの軽減・減量ともに効果が上がっていなかったため，訪問栄養指導の依頼があった．本人は「栄養士が来たからすぐ体重が落ちる」と話すなど自分のこととして捉えていない言動が目立った．実際にサービス提供が2回/月入った時点でケアマネジャーに「栄養士が来て1カ月になるのに体重が減らない」と不満を訴えた．同居している母親からは「食べるなというのはかわいそう」との発言があった．

栄養管理は必要栄養量と消費エネルギー量を超えていた摂取栄養量を抑えるため，食事記録を元にした．栄養評価とヘルパーへの調理指導，母親への買い物指導を行った．

X+1年1月：体重98.3kg

リハ担当のPTを病院に訪ね，今後のリハの方針について話し合いを行い自宅でも可能な活動を増やすこととなった．その後の訪問時に自宅でできるストレッチやウォーキングを提案．それまでは車椅子で自宅周辺を移動する程度であったが歩行器に変更し，歩数計にて歩数を記録し食事記録とともに評価を行うことにした．また，ウォーキング後の食べ過ぎを防止するために，朝食用の食材宅配サービスの利用を開始した．

X+1年7月：体重96.7kg

通院によるリハが終了し，週1回デイサービスでのリハに移行した．内容はレジスタンストレーニングを中心に行った．本人は「通院でのリハは効果が上がらなかったので終了した．とても不安だ」との訴えがあった．デイサービスのPTと連携し自宅でのリハと栄養管理を継続し，情報共有を行うこととした．

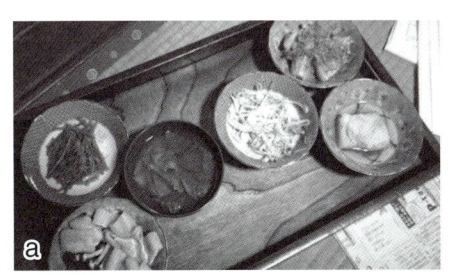

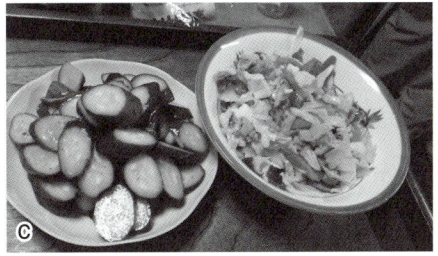

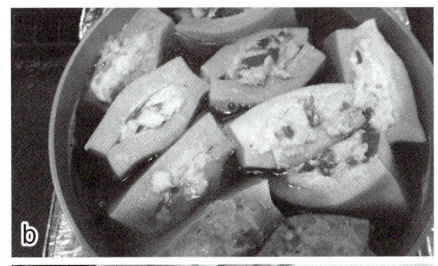

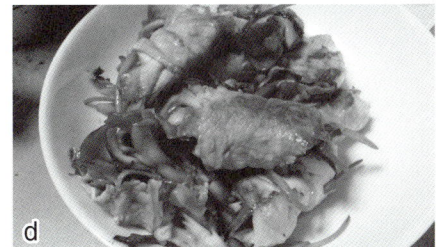

図2 本人とともに調理した食事
これまで使用しなかった食事を取り入れたり，噛みごたえが出るような切り方にするなど工夫するようになった．

この頃，デイサービスやウォーキング以外は自宅の居間兼寝室のベッド上で横になって過ごすことが多かったため，少しでも活動量を上げるために，片付け，調理などの家事をヘルパーと一緒に行った．調理は栄養士の訪問時にも行い，次第に手際もよくなり，本人からのメニュー提案がされるなど積極的にかかわるようになった（**図 2a-d**）．

X+2年4月：体重91.6kg

この間は，ウォーキングの距離と時間を徐々に伸ばし，食事内容も本人から「野菜がなかなかとれない」などの相談がされるようになった．また減量に否定的だった母親も，満腹感を得られて野菜をとれるように，調理に工夫をするなど積極的にかかわるようになった．

X+2年11月：体重88.0kg

90kgを切り，本人も「歩行器ではなく杖で歩けるようになりたい」と話すなど手術後の生活への希望についての発言が聞かれるようになった．血糖のコントロールができるようになりインスリン量が減量された（朝16単位→10単位, 夜8単位→6単位）．

X+3年9月：体重83.5kg

目標の20kg減量を達成した．筋肉量，筋力についてはAMC30.4cm，CC33.5cm，握力22.4kgと改善がみられた．しかし再検査の結果，手術は行わず現体重の維持継続で痛みの軽減を行っていくこととなりサービスを終了した．痛みの軽減には至らなかったが，散歩や買い物などの外出と，調理を含む家事は習慣となった．手術が中止になったことで非常に落ち込んだが，杖歩行ができるようになって痛みと付き合いながら少しでも活動の範囲を広げたいと前向きに話していた．作業所への通所はできていなかったが，散歩による歩行と，握力計を購入し握力測定を継続し体重維持と作業所への通所を目標にすることとなった．

考察

サービス終了時の身体計測は，身長163cm，体重83.5kg BMI 31.4kg/m^{2}で，目標であった20kgの減量に成功した．

サービス介入当初は食事制限の効果として体重減少があったがすぐに停滞した．病院でのリハは行っていたが，情報は共有されていなかった．そこで書面だけでなく直接出向いて情報共有を行ったことで，本人への働きかけも統一できた．さらに本人も自分のために周囲が動いていると実感でき自主性が生まれたと考えられた．

在宅での食事管理と運動療法の併用は，病院での指導・管理とは違って環境面や経済面の制約も多い．またその期間が長期に及ぶこともあり，患者や家族のモチベーション維持が困難になりやすい．多職種連携も，サービス提供者ごとに事業所が違って簡単ではない．本症例は，痛みのつらさから周囲への不満が増大し訴えが頻回で，サービス提供者との信頼関係の構築が困難であったことも課題解決を妨げる要因であった．このことからケアマネジャーだけに頼らず，サービス提供者自身の多職種に対する積極的なアプローチがお互いの信頼性を強固にし，改善効果に結びついたと考えられた．

在宅訪問栄養食事指導では対象者の生活全体をみて必要な食支援を行うことができる．実際に管理栄養士による在宅訪問栄養食事指導の調査では，管理栄養士の介入によりBMI，摂取エネルギー量，摂取蛋白質量，摂取水分量で有意な増加がみられたことにより，改善効果は確認されている[7]．超高齢化が進み今後ますます在宅高齢患者が増えるなか，管理栄養士による在宅訪問栄養食事指導はまだ少ない[8]が，一人でも多くの管理栄養士が地域に出て，在宅での食支援に貢献できるように，教育とシステムづくりを進めていくことが求められる．

（水野優子）

文　献

1) Heber D et al:Clinical detection of sarcopenic obesity by bioelectrical impedance analysis. *Am J Clin Nutr* **64**（3 Suppl）:472S-477S, 1996.
2) 金 正訓，久野譜也：加齢に伴う身体機能の低下と運動の効果．都薬雑誌 **35**:4-7, 2013.
3) Lee S et al:Sarcopenic obesity is more closely associated with knee osteoarthritis than is nonsarcopenic obesty: A cross-sectional study. *Arthritis Rheum* **64**:3947-3954, 2012.
4) 荒木 厚・他 Ssrcopenic Obesity －代謝からみたサルコペニアの意義．日老医誌 **49**:210-213, 2012.
5) 荒木 厚：代謝栄養との関連．栄養，運動で予防するサルコペニア（葛谷雅文，雨海照祥編），医歯薬出版，2013, pp82-83.
6) 若林秀隆：プライマリ・ケアとリハビリテーション栄養．日プライマリケア連会誌 **37**:321, 2014.
7) 公益社団法人日本栄養士会：平成26年度厚生労働省老人保健事業推進費等補助金老人保健健康増進事業 管理栄養士による在宅高齢者の栄養管理のあり方に関する調査報告書．公益社団法人日本栄養士会，2015, pp68-73.
8) 一般社団法人日本健康・栄養システム学会：平成24年度厚生労働省老人保健事業推進等補助金老人保健健康増進事業 『居宅療養管理指導のあり方に関する調査研究事業』居宅高齢者の栄養ケア・マネジメントのための居宅療養管理指導の実態把握とその体制に関する研究報告書．一般社団法人日本健康・栄養システム学会，2013, pp25-27.

5. 在宅でのリハビリテーション栄養ケアプランと事例紹介：理学療法士の視点から

> **ポイント**
> - 的確な理学療法評価により患者の栄養管理を行う．
> - 理学療法士のアプローチでは，エネルギー消費量を考慮したうえでADLを改善していく．
> - 家族，ケアマネジャー，施設の連携により，リハ栄養をスムーズに行うことができる．

はじめに

今回，パーキンソン病と認知症を有し，食事量が軽減，ADLが低下していた症例を，訪問リハにて担当することになった．理学療法評価により，食事の姿勢の改善，起居動作方法の改善が必要であったが，他職種の協力が得られ，アプローチがスムーズに行えた．多職種のアプローチにて食事量が増加，エネルギー消費量が軽減し，ADL改善につながった．

事例紹介

(1) 事例

76歳，女性．夫・娘と3人暮らし．ショートステイ（4日／週）を利用している．パーキンソン病，Hoehn-Yahrの重症度分類でstage Ⅳ．認知症，MMSE14／30点．常食を経口摂取，身長148cm，体重36kg，BMI16.4．

(2) 現病歴

パーキンソン病に認知症が併発し，数年前より家族のレスパイト目的で1週間に4日間ショートステイを利用．起居動作，立ち上がりは自立，歩行は伝い歩き可能，ADLは一部介助レベル．半年ほど前から食事量が減少．以前は普通食をほぼ全量摂取できていたが，現在は5割程度．食事では長時間咀嚼していて，咽頭への送り込みがなかなか起こらず，1回の摂食嚥下に時間がかかる．疲労の訴えから，食事時間は10〜15分程度のため，食事量が軽減した．検査入院するも，嚥下機能は異常なく，認知症の影響で食べ物を認識できず，意識的に飲み込みを行っていないのではないか

とのことであった．食事量の低下に伴い，半年前と比較すると，徐々に起居動作や歩行動作，ADLが低下してきていた．また多趣味であり，木彫りなど創作することを楽しみにしていたが，ここ最近は全くやる気が起きていないとのことであった．

担当のケアマネジャーが主治医に相談，理学療法士によるリハが開始となる．頻度は1回/週で1回60分とした．食事評価を行う目的で，時間は18時15分からとなった．本人はリハには協力的だが，疲労感の訴えが強く，「横になりたい」との訴えが強かった．

リハビリテーション栄養評価

(1) ICF（表1）

表1　ICFによる評価

健康・病気	パーキンソン病，認知症
機能障害	四肢筋力（低下），四肢体幹（筋緊張異常），姿勢反射（障害），持久力（低下）
活動制限	食事活動（制限），歩行活動（制限），起居動作（代償による過剰努力），ADL（制限）
参加制約	趣味である木彫り（困難）
個人因子	76歳，女性，多趣味（木彫り，カラオケ）
環境因子	3人暮らし，定期的なショートステイ（4日/週），要介護4，一軒家（廊下，トイレに手すりあり），食事はサイズの合わないテーブルと椅子を使用，車椅子と特殊寝台を貸与

(2) 理学療法評価

パーキンソン病の症状である姿勢反射障害が顕著であり，端座位や立位などの抗重力肢位では左側への傾斜が強く，手すりなどを把持していなければ転倒してしまう．そのため，バランス反応として傾斜の反対側（右側）頸部・体幹筋が過緊張であり，通常の端座位よりエネルギー消費は高い．また疲労の訴えが強く，「横になりたい」などの発言が多く聞かれる．

起居動作では寝返りの過剰努力が目立つ．寝返りたい方向の手すりを同側上肢で把持して引っ張り込むようにしながら行うため，反対側上肢が連合反応として肩甲帯の後方への引き込みが起こり，端座位と同様にエネルギー消費が通常よりも高い．立ち上がりや立位保持は中等度介助である．

ADLはほぼ全介助である．移動は屋内移動が介助歩行，屋外移動は車椅子介助で行う．食事は一部介助であり，頸部・体幹が左傾斜した状態で行う．食形態は普通食で，固いものは一口大である．最初のうちはスプーンを使用し，自力で摂取可能であるが，途中から介助が必要となる．咀嚼にかかる時間が長く，ときおり飲み込みができず吐き出すこともある．また自宅，施設ともに食事はテーブルと椅子で行っているが，症例は小柄なため，身体のサイズが合わない．自宅では足部の床上接地もできていなかった．排泄はオムツを使用し，全介助である．Barthel Index15点（食事5点，車椅子からベッドへの移動5点，階段昇降5点）であった．

(3) 身体評価

身長 148cm, 体重 36kg, BMI16.4, CC26cm.
筋力（MMT）上下肢ともに 3〜4 レベル.

(4) 栄養管理

基礎エネルギー消費量：936kcal／日.
全エネルギー消費量：活動係数 1.4, ストレス係数 1.0, 1,310kcal.
エネルギー摂取量：ショートステイ（4 日／週）では 1,400kcal を 5 割摂取のため約 700kcal／日. 自宅（3 日／週）でも本人の疲労により食事が終わるため, ショートステイ中と同等の約 700kcal と予測した. 摂取量－消費量＝約－600kcal と栄養バランスは負.

(5) サルコペニア（表 2）

表 2　サルコペニアの評価

有無	あり
加齢	76 歳のため加齢によるサルコペニアを認める可能性がある
活動	廃用性のサルコペニアを認める可能性がある
栄養	不十分なエネルギー摂取量によるサルコペニアを認める可能性がある
疾患	パーキンソン病による筋固縮を認める

(6) 摂食嚥下障害

RSST（反復唾液嚥下テスト）2 回, MWST（改定水飲みテスト）4 点.
食事は椅子座位で行うが, 左側傾斜が著しく不良姿勢.

ゴール設定

短期ゴール（2 週間）：食事姿勢の改善, 食事量の増加.
長期ゴール（3 カ月）：体重 2kg 増加, ADL 改善.

リハビリテーション栄養ケアプラン

リハプランはエネルギー消費量の軽減を目標とし, レジスタンストレーニングは行わなかった. パーキンソン病による姿勢反射障害の影響で, 端座位時は左に傾斜し, 右側頸部・体幹筋が過緊張している. この過緊張の改善を目的に, リクライニング型車椅子の導入を行った. リクライニング 30°にて左側傾斜は改善し, 過緊張も改善した. 食事時にもリクライニング型車椅子を使用してもらった.

起居動作の過剰努力に関しては寝返りからアプローチした. 頸部回旋が頸部筋の過緊張により制限され, 特殊寝台（ベッド）のサイドレールを引っ張る代償動作が起きていた. 過緊張の改善, 寝返り動作の部分訓練（頭頸部の屈曲と回旋, 上肢のリーチ動作）により, 寝返りの努力量が軽減し, サイドレールを使用せずに寝返りが可能となった.

エネルギー摂取量の増加に関しては 1 食 500kcal を目標とし, 足りない分は本人の

好きなプリンで補った．また，リクライニング型車椅子の導入による頸部筋の過緊張改善のため，摂食嚥下障害が改善した．リクライニング型車椅子乗車時には，RSSTが3回となり，食事では咀嚼にかかる時間が大幅に短縮した．疲労の訴えも軽減し，食事時間も30分に短縮されるようになり，食事量はほぼ全量摂取できるようになった．

ショートステイ中の介助法にも改善を依頼した．食事時などの左への傾斜が強いときにはリクライニング車椅子を使用してもらい，アクティビティ時の椅子と使い分けをしてもらった．当初リクライニング30°での食事に不安を訴える職員がいたが，ケアマネジャーと施設に同行し，実際の食事場面を見学してもらうことで納得し，導入された．

ADLでは立位保持能力が改善したことでオムツの着脱が立位で行えるようになり，介助量軽減につながった．また持久力が向上し，歩行距離が延長しBarthel Index25点となった．

経過（表3）

表3 訪問リハビリテーション開始後の経過

経過	リハプラン	栄養ケアプラン
介入時	PT60分（1回/週） 理学療法評価，福祉用具業者に連絡	体重38kg，CC26cm 一日の摂取量700kcal （普通食5割）
1週目	PT60分（1回/週） リクライニング車椅子導入，車椅子調整，環境調整（テーブル高さ）	体重38kg，CC26cm 一日の摂取量1,000kcal （普通食5割，プリン）
2週目	PT60分（1回/週） 寝返りの部分訓練（頭頸部の屈曲と回旋，上肢のリーチ動作），胸郭・肩甲帯中心のROM訓練	体重38kg，CC26cm 一日の摂取量1,500kcal （ほぼ全量摂取，プリン） 食事時間が30分可能になる． 食事は全量摂取．
4週目	PT60分（1回/週） 寝返りの部分訓練（頭頸部の屈曲と回旋，上肢のリーチ動作），胸郭・肩甲帯中心のROM訓練	同上
8週目	PT60分（1回/週） 胸郭・肩甲帯中心のROM訓練，寝返りの全体訓練，四つ這い訓練 立ち上がり訓練 オムツ交換が立位保持しながら行えるようになった．	体重39kg，CC26cm
12週目	PT60分（1回/週） 胸郭・肩甲帯中心のROM訓練，四つ這い訓練，立ち上がり訓練 寝返りが手すりなしでできるようになる Barthel Index25点（歩行距離が増えたため加点）	体重40kg，CC26cm

考察

(1) パーキンソン病のエネルギー消費量

パーキンソン病は振戦や固縮のため，一日中運動していることとなり，エネルギー消費量が増大する．同時に姿勢反射障害による影響で，静的動作や動的動作で過剰努力となることもエネルギー消費量増大に影響している．事例は寝返りの過剰努力と，

端座位の不良姿勢による過緊張が認められた．寝返りは ROM 訓練と動作訓練，端座位の不良姿勢は環境調整（リクライニング型車椅子の使用）にて改善した．低栄養の場合は，理学療法士のアプローチにより，エネルギー消費量を抑えられる可能性がある．

(2) 摂食嚥下障害

頸部筋は嚥下筋としての役割のほか，頭部を支える役割も有している．本症例はパーキンソン病の Hoehn-Yahr の重症度分類で stage IV であり，姿勢反射障害が認められた．また，食事は椅子に腰をかけて行っていたが，椅子の高さが高く足底が床上接地していなかった．そのため，頸部筋は常に過緊張な状態を維持しており，嚥下障害の原因となっていたと考える．リクライニング車椅子の導入で頭部の姿勢保持が可能となり，頸部筋の過緊張が改善し，摂食嚥下障害が改善した．また，過緊張の改善は疲労の軽減にもつながり，食事時間を延長することにもつながった．リクライニングに関しては気管よりも食道が下方に位置することになるため，誤嚥予防には有効とされている．

（越後雅史）

文献

1) 若林秀隆：PT・OT・ST のためのリハビリテーション栄養－栄養ケアがリハを変える，医歯薬出版，2010，pp69-73．
2) 石井慎一郎：動作分析臨床活用講座－バイオメカニクスに基づく臨床推論の実践，メジカルビュー社，2013，pp30-58．
3) 植松 宏：セミナーわかる！摂食・嚥下リハビリテーション 1 巻－評価法と対処法，医歯薬出版，2005，pp168-173．
4) 中村隆一，齋藤 宏：基礎運動学，第 5 版，医歯薬出版，2001，pp248-253．

6. 在宅でのリハビリテーション栄養ケアプランと事例紹介：作業療法士の視点から

> **ポイント**
> - 地域リハの運用には「超職種型チームアプローチ」がしばしば用いられる．
> - 対象者の「活動」「参加」を支援するためにはリハ栄養マネジメントの中心となるべく知識・技術を身に付ける必要がある．
> - 不足している，また補い切れない部分の対応として，必要なときに「手を借りる」「相談できる」ためのネットワーク構築が必要となる．

はじめに

　地域リハにおける作業療法士の役割は，上肢機能の評価や訓練，ADL（日常生活活動）・IADL（手段的生活活動）の評価や訓練，高次脳機能の評価や訓練，心理的作業療法と認識されていることが多い．しかし，地域リハの対象となる心身機能（身体構造）や，活動，参加へ制限を生じている障害者やその家族への支援として，作業療法士（OT）の業務と認識されている「知識や技術（評価や訓練）」だけでは，専門職の一人として十分に機能しないことがある．

　実際，地域で構成される支援チームは，少数であるし，かかわる職種が限られる．そのため，個々が固有の業務以外にも，得意とする分野・知識を集めてチームを構成する必要がある．それによって，役割として重なる部分も多いが，共通のゴール・目的をもって，ゴール達成に向かっている場合は，そのことがチームの「強み」として機能する．不足している部分は，地域で相談できる専門職や機関，業者などを常に把握しておき，「必要なときに相談できる」ネットワーク（人脈・資源）の確保が必要となる．

　今回は，作業療法士としての「視点」や「栄養マネジメント」を中心に，超職種型チームアプローチでの「強み」が発揮された症例について紹介していく（**表1，2**[1]，**図1**[2]）．

表1 地域リハビリテーションの定義

「障害により生活スタイルの変更を余儀なくされた当事者とその家族に対し，後遺障害との関係において，最適と思われる生活スタイルの再構築を援助する時間を限定したプロセス」

(伊藤・他，2003)[1]

表2 「超職種型チームアプローチ」とは

チーム内の主たる担当者が，他専門領域のサービスをも念頭においてプログラム全体を実施する方法で，リハビリテーション技術の効率的運用を迫られる地域リハビリテーションではしばしば用いられる．チームとして基本方向が確立されていることと，担当者が他領域の技術についてもある程度精通していることが前提となる．

(伊藤・白野・他，2003)[1]

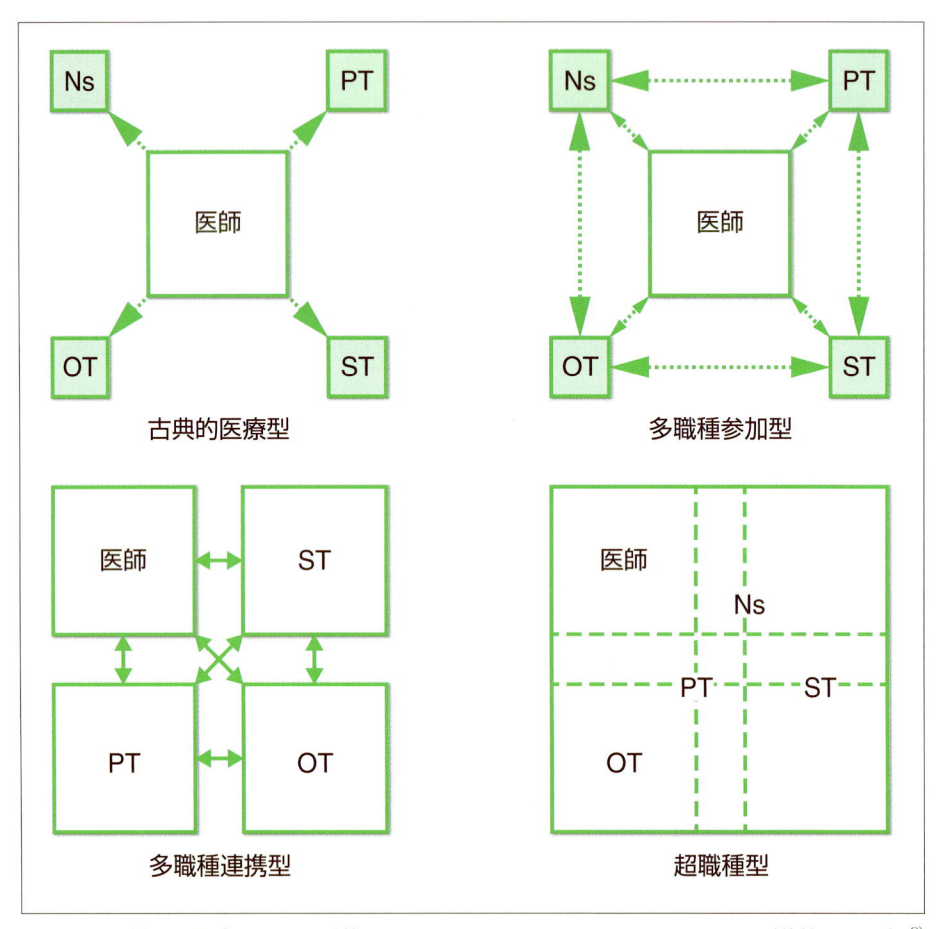

図1 4種類の医療チームの形態

古典的医療型 ／ 多職種参加型 ／ 多職種連携型 ／ 超職種型

(若林，2010)[2]

事業の紹介

川崎市北部リハビリテーションセンター 百合丘障害者センターでは，川崎市独自の行政サービスとして「在宅リハサービス」を提供している．当サービスは，障害のある方が住み慣れた地域で生活しやすいように，身の回りのことや家事・外出・就労などさまざまな生活および社会活動を行いやすくし，活動の幅を広げるための支援を行うものである．

当センターでは，総合相談窓口（身体障害・精神障害・知的障害）を設けており，本人・家族・病院・区役所・保健福祉センターなどからの相談を受け，実際の生活の場において，「ケースワーカーによる調査，リハ科医師による診察や専門職による評価」のもと，身体・精神機能，家屋状況，ADL能力，生活歴や生活上の好みなどを含めて包括的に評価し，地域のスタッフと協力して，目標と期間を限定したリハを実施している．対象者は，原則として川崎市在住の障害者とし，サービス自体の費用は無料である．なお，住宅改修・福祉用具の導入・補装具の作製について，各種障害制度を利用する場合は，前年度課税額に応じた費用負担が発生する．

事例紹介

（1）事例
64歳，男性．眼咽頭型筋ジストロフィー，糖尿病，誤嚥性肺炎．

（2）現病歴
1995年頃，眼瞼下垂出現．2001年，近隣の総合病院にて，「眼咽頭型筋ジストロフィー」と診断．杖歩行が可能で糖尿病の治療が開始される．2002年，近隣のクリニックを受診し，身体障害者手帳2級を取得．徐々に身体機能が低下し，2013年7月に誤嚥性肺炎で入院．この頃に，身体障害者手帳1級取得．病院ではペースト食が処方されていたが本人は好まず，すべての量を摂取できていなかった．同年8月に退院し，訪問看護を導入．訪問リハについては「まだ大丈夫」と導入には否定的であった．退院時に食事や栄養に関する指導は特になかった．

（3）生活歴
大学卒業後に就職．2003年2月，通勤が難しくなり退職．同年3月より契約職員として再雇用され，以降は在宅勤務を続けている（65歳で定年となる予定）．一戸建て（持ち家）の住居に妻・長男と同居している．通院以外に外出の機会はない．

（4）本人・家族・支援者のニーズ
本人や家族の要望・ニーズとしては，「食事に時間がかかるようになってしまったので，何か工夫はありますか．病院食が食べられず8kg痩せてしまいました」「在宅就労をしています．入院すると休職になってしまうので，入院せずに仕事を続けたいです」とのことであった．

訪問看護師より「（全体的に）機能が落ちてしまったようなので，嚥下体操や呼吸のリハについて教えてほしい」との要望があった．

（5）評価内容（作業療法評価）
本人・家族・支援者からの相談・要望を受けて，訪問看護師の同席のもとに医師・ケースワーカー（当センター）・OTが調査・評価を行った．結果，訪問リハ栄養ケアマネジメントを導入することとなり，ケアプランの作成に必要な情報収集をOTが中心となって行った．身体機能や生活環境などを評価し，ICFに基づき分類を行った（**表3**）．

糖尿病のため血糖値やHbA1cは高値を示すことが多い．知的能力は保たれており情緒は安定．身体機能は顔面筋，咽頭筋および四肢体幹の筋力低下や筋萎縮あり．下肢筋力はMMT1～2レベル．上肢筋力はMMT2レベル．握力 右7kg／左5kg．上肢

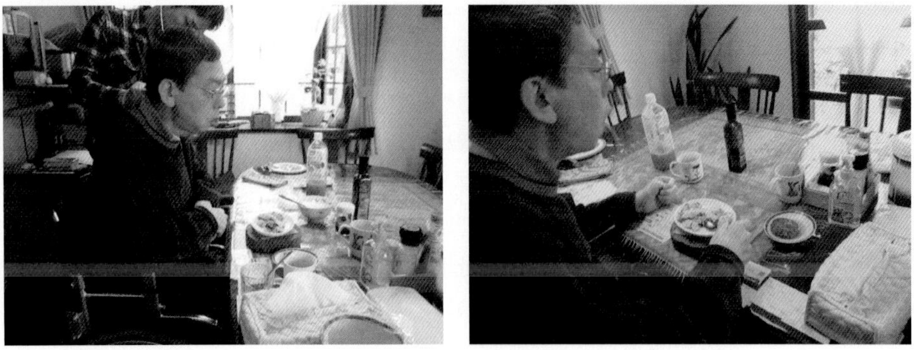

図2　食事姿勢
車椅子に乗車し，アームサポートに前腕を支持しながら摂食している．すくいやすいように台の上に食器を置いている．
（写真は本人の同意を得て掲載しています）

は手内筋の萎縮がみられ，低位実用手（上肢機能障害段階分類4）．座位安定，立位・寝返り不能，ADLは食事以外全介助．軽度の構音障害あり．浴室はリフターを使用，玄関外（駐車場）には段差解消機が設置済み．屋内移動は車椅子（オーダーメイドで作製した6輪車椅子）で自立，屋外での移動は介助．

＜摂食・嚥下評価＞

・藤島のグレード8，レベル8．

自宅の昼食場面にて評価と観察を実施した．車椅子座位で摂取しており，食事は妻が「バラバラにならにように」とオムレツのなかに野菜などを入れることが多く，「滑らかになるように」とオリーブオイルをさまざまな食材にかけている．メニュー（献立）は，摂取エネルギーが過多とならないように妻が配慮している．ただ，食べやすい米飯（五分粥）や麺類（刻み食）を多く摂取する傾向にある（**図2**）．

・反復唾液嚥下テスト：3回．
・改訂水飲みテスト：4点（嚥下あり，呼吸変化なし，むせ，湿性嗄声なし）．
・フードテスト：4点（嚥下あり，呼吸変化なし，むせ，湿性嗄声なし，追加嚥下で口腔内残留は消失）
・食形態：固形，所要時間：1時間30分，一口量：ティースプーン1/2程．

＜摂食嚥下での5期モデル評価＞

①先行期：認知機能に問題はない．机などの支持がないと，座位での前傾姿勢が取りづらい．また，認知しやすく，摂食しやすいように食器を乗せる台を使用している．

②準備期：顔面筋の筋力低下により，口唇閉鎖（口をしっかり閉じる）が十分でない．咀嚼は，筋力低下があり，硬いものは難しい．流涎や口唇からの「こぼれ」はみられない．

③口腔期：舌の筋萎縮があり，舌が動かしづらいため，食物を口腔内で「まとめづらい」ため，左の口腔前庭（唇と歯の間）に食物が残留しやすい．口腔内は，やや乾燥している傾向がある（食事時を除く）．口腔ケアについては，食後毎回行われており，清潔に保たれている．

④咽頭期：咽頭挙上は半横指〜1横指は可能で，咽頭筋には軽度の筋力低下がある．鼻咽腔閉鎖不全による開鼻声（鼻に空気・音が抜ける），口唇閉鎖不全により嚥下圧（咽

頭内圧）が低下により，「飲み込みづらい」．そのため，一口に対して複数回の飲み込み（嚥下）が必要である．

⑤食道期：胃食道逆流などは確認されていない．

(6) ICFによる分類（表3）

表3 ICFによる分類

健康・病気	眼咽頭型筋ジストロフィー，糖尿病，誤嚥性肺炎．
機能障害	摂食嚥下障害（体重の減少），四肢体幹筋力低下，握力 右7kg／左5kg．
活動制限	ADLは食事以外全介助．食事時間90分．
参加制約	在宅にて就労中．入院となると，長期の休職となる．
個人因子	64歳，男性．外交的．「在宅就労を続ける」と意志が強い．
環境因子	持ち家の1階．妻と長男が同居．障害の制度（身体障害者手帳1級）を利用し，屋外に段差解消機と浴室にリフターを設置．全室フローリングで段差がなく，車椅子での移動が可能．妻が食べやすいように食事を工夫している．

リハビリテーション栄養評価

(1) 評価結果〔2013年7月（退院時）〕

- 身長172cm 体重55kg BMI 18.5．
- 血液データ：ALB 3.8 g/dl，TP 7.6 g/dl，Hb 13.6 g/dl，空腹時血糖値 246mg/dl，HbA1c 6.4 %．
- 非利き手の上腕中央の周径長（AC）：27cm．
- 簡易栄養状態評価表（MNA®）

　評価値：小計（最大：16ポイント）2.0 ＋ スクリーニング値：小計（最大：14ポイント）9.0．

　総合評価値（最大：30ポイント）11.0．

(2) 評価のまとめ・リハビリテーション栄養ケア方針

各評価の結果をまとめると，対象者は筋ジストロフィーによる軽度の摂食嚥下障害とサルコペニア，四肢体幹筋力の低下があり，ADLは食事を除き全介助である．また，栄養状態としては，入院により，体重が減少していた（低栄養状態）．一方で，糖尿病の合併もあり，空腹時血糖値は高値であった．

本人にとって「意味のある活動＝価値のある活動」は，「就労を続けること」である．今後，就労を続けるためには，入院の原因である肺炎の予防も考え，摂食嚥下の行いやすい食形態の検討，糖尿病へ配慮しつつ活動維持を可能とする食事内容や量の検討が必要である．

また，身体機能を改善するためのアプローチも併せて行うことが重要であり，筋力の維持や向上，糖代謝を目的とした運動療法などを組み込んでいくこととした．

ゴール設定

長期ゴール（6カ月）：就労を続けるために，日常の生活へ運動を取り入れながら，栄養状態を改善する．

短期ゴール（3カ月）：①栄養状態の改善のために，食べやすい食形態へ変更する（糖尿病へも配慮）．②生活へ運動を取り入れる．③食事を行いやすい環境にする．

リハビリテーション栄養ケアプラン

① 栄養士と連携し，摂食嚥下機能に見合った食形態や量などを検討する．
　ペースト食やムース食の紹介．軟菜食を舌で潰せ，口腔内でまとめやすくする工夫（料理法やレシピ）を指導する．
② 訪問看護師や理学療法士と連携し，運動のプログラムを作成する．
③ 食事を行いやすいように車椅子での姿勢や自助具の活用などを検討する．
①～③のプランの経過をケースワーカーへ報告し，必要なサービスの内容や頻度の調整を依頼する．

作業療法経過

1）食事内容

本人，家族と訪問看護師が同席のうえ，作業療法士とケースワーカーが前述の評価結果・ゴール設定・プランについて説明（フィードバック）する場面を設けた．その後，栄養士と連携し，嚥下食（ペースト食やムース食）や咀嚼のしづらい食物繊維を補うためのサプリメントのサンプルを提供した．

また，自宅で家族ができることとして，食材同士を片栗粉などの餡をつくり「まとめやすくする」調理法やレシピについて伝える機会をもった．自宅での2週間分の献立を栄養士と確認した．栄養のバランスには問題がなかったため，糖尿病への配慮として「バランス良く食べること」を説明し，糖のコントロールのポイントを伝えた（以下はポイントの一例）．

- 「炭水化物の摂取を減らす」 穀類（パン・麺・ご飯），いも，砂糖など
- 「野菜の摂取量を増やす」 ミキサーした野菜ジュースでも可能
- 食事の順番を意識する 「野菜」→「魚・肉」→「炭水化物（残してもよい）」

栄養状態などの経過については**表4**で示すように改善した．その後，2014年の退職まで就労を維持することができ，2015年4月現在まで肺炎などの原因の入院はない．

2）運動プログラム

疾患の特徴として，負荷の高すぎない内容が必要であるため，PTとともに負荷量に留意しながら運動プログラムの作成を行った．PTは，体幹下肢の運動プログラム（シャキア訓練，胸郭・体幹の関節可動域訓練等）を作成し，OTは上肢と口腔・顔面の運動プログラム（嚥下体操，上肢の関節可動域訓練など）を作成し，日々の運動としても定着するように家族と訪問看護師へ指導を行った．これらのプログラムは，訪問看護師が訪問時に実施するとともに，家族の見守りの下に自主トレーニングとしても日々実施している．

表4 データの推移

	2013年7月	2013年10月	2015年1月
BMI	18.5	21.3	23.3
ALB	3.8 g/dl		
TP	7.6 g/dl		7.1 g/dl
Hb	13.6 g/dl		
空腹時血糖	246 mg/dl	198 mg/dl	209 mg/dl
HbA1c	6.4 %	7.8 %	7.9 %
MAC	27cm		27cm
MNA®	11.0		23.0
食事時間	90分	45分	30分程
握力	右7.0 kg / 左5.0 kg		右9.0 kg / 左5.0 kg

　現在，今後の機能低下に対するモニタリングや活動の頻度を上げること（続けること）への理解が進み，以前は受け入れのなかった訪問リハ（理学療法）を利用するようになっている．

3) 食事環境

　食事時間が1時間30分と長すぎるため，耐久性や効率のよい食事動作を検討した．車椅子の調整（シーティング）として座クッションやアームサポートの調整や自助具の導入などを検討したが，退院2カ月以降は，食事時間の短縮がみられてきたため，食事動作が身体的に負荷の高いものではないと判断し，評価のみの介入となった．

おわりに

　本事例は，OTがリハ栄養ケアマネジメントの中心となり，超職種型チームアプローチの実践により，本人のニーズを充足し，本人・家族・チームで共有した目標である「就労を続けること」を達成した．

　リハ栄養ケアマネジメントを行うことで，利用者が抱えている問題を抽出し，その問題点と目標を本人・家族・編成したチーム（医師，看護師，PT，栄養士，OT，ケースワーカー）が共有でき，基本方向を確立できたことが最大のポイントである．職種によってチーム内の役割を明確に分けるのではなく，お互いが相手の専門性を理解しあったうえで，足りない部分を「補い合うこと」が地域リハでは求められる．チーム内で補いきれないことがあれば，「都度チーム外の専門職へ相談すること」でさらにチーム力を高めることができる．超職種型チームアプローチを強化するためにOTとしての立場を堅持しながら，さまざまな機会に「顔を出すこと」で専門職同士をつなぐ役割を担うことが重要である．

　本事例では，OTがケアマネジメントの中心となったが，地域医療ではどの職種においても，マネジメントの視点や他領域の技術についてある程度精通していることが

必要な場合が多い．そのため，日頃より他の領域の技術や知識について興味や関心をもつことが重要である．目の前の事例に対して必要とされる支援を明らかにするためには包括的な評価を行い，不足している知識については手を借りることができるように日頃からネットワークを構築しておく必要がある．さらに，支援が単発とならないよう，進行性疾患や加齢による変化等だけに限らず，モニタリング（継続的な調査）と再アセスメントを意識して行う必要がある．

〔濱口陽介〕

文　献

1) 伊藤利之・他：地域リハビリテーションマニュアル，第 2 版，三輪書店，2003，pp2-27．
2) 若林秀隆：PT・OT・ST のためのリハビリテーション栄養，医歯薬出版，2010，pp48-58．

7. 在宅でのリハビリテーション栄養ケアプランと事例紹介：言語聴覚士の視点から

> **ポイント**
> - 摂食嚥下機能と栄養状態の評価を併せて行い，より的確に嚥下障害の原因を把握する．
> - 在宅でも摂食嚥下リハは多職種連携が必要である．
> - 摂食嚥下障害患者は，嚥下機能の重症度や体型にかかわらずサルコペニアの存在を疑う．

はじめに

摂食嚥下障害は在宅医療を受ける患者によくみられる病態の一つであり，要介護高齢者の 16.6～66.1% に達している[1]．また，在宅高齢者の嚥下障害は低栄養と下気道感染の危険因子である[2]．摂食嚥下障害は生活の質（quality of life；QOL），栄養状態，生命予後に影響を及ぼす重要な合併症である．摂食嚥下障害の原因は脳血管障害，神経筋疾患，廃用性，サルコペニア，加齢等多岐にわたり，廃用性やサルコペニアによる嚥下障害は適切な栄養管理とリハで改善が期待できる．在宅では栄養状態の指標として血液データを参照することは困難である．しかし，SGA や MNA® などは ST でも簡便に行える評価方法である．従来の嚥下評価に加え栄養状態の評価を行い，より的確に嚥下障害の原因を把握し対応する．これは，病院・在宅にかかわらず，嚥下障害患者に携わる ST に求められている．本項では，進行性疾患の患者で病状の進行とともに嚥下機能低下を認めながらも，その時の症状に合わせ食形態や栄養摂取方法を変化させ，QOL，栄養状態を維持できた症例について紹介する．

事例紹介

（1）事例

60 歳代，女性．既往歴は特になし．要介護 5，身体障害者手帳 1 級．

（2）現病歴

X－11 年排尿障害が出現，X－7 年歩行障害，立ちくらみが出現にて病院を受診し多系統萎縮症（multiple system atrophy；MSA）の診断を受けた．X－4 年歩行困難

となり，また，構音障害が進行してきたので，訪問PT/STの依頼があり介入となった．

(3) 生活状況

夫，子ども（娘，息子）の4人暮らし．ADLは全介助．主介護者は夫で週3回の訪問看護と週2回のデイサービスを利用．その他の居宅サービスとして訪問PT/STを週1回利用することになった．

(4) リハビリテーション栄養評価

① ICFによる評価（表1）

表1 ICFによる評価

健康・病気	多系統萎縮症
機能障害	四肢筋力（低下，失調），歩行障害，排尿障害，構音障害，嚥下障害
活動制限	歩行・移動・セルフケア活動制限，家事活動制限，コミュニケーション活動制限，余暇・趣味活動制限，食事活動制限
参加制約	家庭内役割（主婦業）制約
個人因子	62歳，女性，明るい性格，食欲あり
環境因子	4人暮らし，一軒家，家族は介護に協力的，訪問看護サービス，要介護5，身体障害者手帳1級

② 身体・口腔・嚥下機能

歩行：不可，握力：12kg／10kg．

開口：1.5横指，挺舌：下赤唇上と制限あり，最長発声持続時間：8秒（声量低下著明）．

会話明瞭度（5が最も重度とされる5段階スケール）：3／5（話の内容を知っていればわかる）．

反復唾液嚥下テスト：1／30秒．

改訂版水飲みテスト：プロフィール4（嚥下あり，むせなし，追加嚥下不可）．

水飲みテスト（30cc）：21秒（むせなし，湿性嗄声なし）．

藤島の摂食嚥下グレード：Ⅲ-8（主食は軟らかめのご飯，副食は軟菜食レベルを摂取）．

③ 栄養状態

身体計測：身長：155cm，体重：56kg，BMI：23.3，CC：31.8cm．

MNA®-SF：12（栄養状態良好）．

④ 栄養管理

基礎エネルギー消費量：1,187kcal．

全エネルギー消費量：1,540kcal（活動係数1.3）．

エネルギー摂取：3食経口摂取に加えお菓子等の間食もしていた．

栄養バランス：全エネルギー消費量分は摂取できていると思われた．

⑤ サルコペニア（表2）

表2 サルコペニア

有無	あり
加齢	62歳なので加齢によるサルコペニアの可能性は少ない
活動	活動性低下による廃用性のサルコペニアを認める
栄養	飢餓によるサルコペニアは認めない
疾患	原疾患によるサルコペニアを認める．侵襲，悪液質は認めない

(5) ゴール設定

コミュニケーションは口頭で行えており栄養摂取も経口から摂取できている状態であったので，機能維持を目標とした．

(6) リハビリテーション栄養ケアプラン①

リハプランは構音訓練，嚥下訓練，レジスタンストレーニングを行い機能維持を図ることにした．また，食事中の観察（むせの有無，食事時間，声の変化等）を夫に依頼し確認することにした．栄養ケアプランは経口摂取量のチェックを行い，摂取量が低下していないか，増えすぎていないか確認することにした．また，体重はデイサービスで定期的に測定していたので，情報を共有することにし，STでも定期的に身体測定を行うことにした．

経過

(1) 経過①

訪問リハは週1回50分の頻度で行われた．開始から約1年半経過した頃，夫より食事に時間がかかるようになったと話があったので，通院している病院で嚥下画像検査を提案した．2週間後，嚥下内視鏡検査（videoendoscopy；VE）と嚥下造影検査（videofluorography；VF）が施行された．声帯麻痺は認められなかったが，口腔から咽頭への食塊移送の遅延，喉頭挙上遅延，液体で誤嚥が認められた．そのため，食事形態をペーストへ変更，液体はトロミを使用，食事時の姿勢を60°リクライニング姿勢で行うこととした．病院で家族への食事指導がなされた後，訪問リハでも昼食時に夫と食事形態や姿勢等について確認した．患者はペーストレベルの食事に変更されても食欲が低下することなく，摂取量は保たれていた．しかし，徐々に機能低下を認め7カ月後，誤嚥性肺炎発症し入院．両側声帯麻痺を認め，気管切開が施行された．嚥下障害は重度で経口からの栄養摂取は困難と判断され胃瘻造設も行われた．入院から1カ月半後自宅退院となり，訪問PT/STが再開された．

(2) 再開時の状態

- 再開時の身体・口腔・嚥下機能
  歩行：不可，握力：5kg／4kg．
  開口：1横指，挺舌：不可（わずかに動くのみ），発声：気管切開により不可．
  コミュニケーション：主にYes／Noにより行われていた．
  反復唾液嚥下テスト：0／30秒．
  藤島の摂食嚥下グレード：Ⅰ-2（基礎的嚥下訓練の適応あり）．
- 再開時の栄養状態
  体重：53kg，BMI：22.1，CC：30.2cm，MNA®-SF：7（低栄養）．
- 栄養管理
  基礎エネルギー消費量：1,149kcal．
  全エネルギー消費量：1,517kcal（活動係数1.2　ストレス係数1.1）．
  エネルギー摂取：胃瘻から1,500kcal投与．
  栄養バランス：おおむね保たれていた．

(3) ゴール設定の見直し

患者は経口摂取，特に好きなアイスクリームを食べたいという強い希望があったので，アイスクリーム摂取を目標とした．

(4) リハビリテーション栄養ケアプラン②

リハプランは，訪問STの頻度を週1回から2回に増やし，夫と患者に頸部・口唇のストレッチ，口腔体操，唾液を意識して飲み込むなどの自主トレを指導し毎日最低1日1回は行うことにした．栄養ケアプランは，栄養バランスはおおむね保たれていたが，誤嚥性肺炎を機に体重減少を認め，MNA®-SFの結果も低栄養の群に分類されており注意が必要な状態であった．また，デイサービス利用ができなくなり，体重計測を定期的に行うことが困難であったため，訪問時の身体計測を継続し，その他，下痢や嘔吐などの有無を確認することにした．

(5) 経過②

退院から1カ月後，開口範囲1.5横指，挺舌は下赤唇上まで可能と，訪問ST開始時の機能まで改善がみられ，空嚥下動作も改善がみられていたので，通院先でVEによる再評価を施行した．両側声帯麻痺は残存しており気切閉鎖は困難であったが，30°リクライニングでゼリーレベルであれば誤嚥なく摂取可能という結果であった．そこで，まずはST訪問時のみ，夫と姿勢の確認をしながらゼリー摂取を行い，その後，1日1回の摂取へ回数を増やし自主トレーニングも継続した．誤嚥兆候なく経過でき，ゼリー摂取から1カ月後，再度VEで目標であったアイスクリームで評価を実施．結果は30°リクライニング姿勢であれば誤嚥所見は認められなかったので，ゼリーに加えアイスクリームも自宅で摂取可能となった．目標は達成したが，機能維持のため自主トレーニングは継続し訪問STは週1回に変更した．

この時の栄養状態は，体重（通院先で計測）：54.4kg　BMI：22.7　CC：30.8cm　MNA®-SF：9とやや改善傾向であった．

考察

(1) 進行性疾患と摂食嚥下障害

多系統萎縮症は孤発性の脊髄小脳変性症で，小脳失調，パーキンソニズム，自律神経症状など多彩な症状を呈する進行性疾患である．MSAは小脳失調が目立つMSA-Cとパーキンソニズムが目立つMSA-Pの2つに分類され，いずれも根治的な治療がなく，進行に伴って摂食嚥下障害を認めることが多い（MSA-C 68%，MSA-P 94%）[3]．

症状として咀嚼運動の障害，咽頭部への送り込み障害，嚥下反射惹起遅延，誤嚥，咽頭残留などを認める．また，嚥下障害を増悪させる因子として，両側声帯麻痺に対する治療として行われる気管切開術があげられる．病状の進行に合わせて段階的に食形態を下げることが必要になり，後に経鼻経管や胃瘻造設が必要になる場合が多い．気管切開後や胃瘻造設後は経口摂取が中止されてしまうことが少なくないが，その結果，禁食による廃用性の筋萎縮を招き嚥下障害が悪化する．廃用性による嚥下障害の場合は適切なリハを行うことで改善が期待できるので，リハと定期的な評価を行い，本当に経口摂取ができないのか，どこまでなら経口摂取可能か見極めることが患者の

QOL 維持のためにも重要である．

 今回の症例は，進行性の疾患であり病状の進行による機能低下を防ぐのは困難であったが，誤嚥性肺炎で入院してから自宅退院までの間経口摂取は行われておらず，疾患や気切の影響による嚥下機能低下に加え，廃用による機能低下も合併していたと考えられる．退院後，楽しみ程度の経口摂取が可能になったのは嚥下リハにより廃用による機能低下の部分が改善したためだと考えられる．また，病院と連携して定期的に画像評価を行いながらリハを進められたのもうまくいった要因の一つであった．

 現在，病院では摂食嚥下チームが設けられ多職種による評価やリハが提供され充実傾向であるが，在宅の現場ではまだ不十分な状態である．嚥下機能は疾患，加齢，環境等により変化してくるものなので，在宅でも患者一人ひとり，そのときの機能に合った食生活を送るために，多職種連携は必須である．

(2) サルコペニアと摂食嚥下障害

 今回提示した症例は，開始時経口摂取良好で BMI23.3，CC：31.8cm と一見サルコペニアは認めないようにみえた．しかし，Kawakami らによる日本人 526 人（40～89 歳）のサルコペニアと下腿周囲長の関係を調査した研究によると，日本人のカットオフ値は男性 34cm，女性 33cm という結果であった[4]．それに基づいて考えると，症例は筋肉量減少を認めており，さらに活動，疾患による筋力低下，身体機能低下も認めていた．これらのことからサルコペニアは存在し，嚥下機能低下を招くリスク要因として注意が必要であった．摂食嚥下障害の評価をするときは，重症度や体型にかかわらずサルコペニアの存在も疑うことが必要である．摂食嚥下機能だけではなく，栄養や身体機能の評価も併せて行うことで，摂食嚥下障害の原因をより的確に評価することができ，不要な機能低下の抑制や機能改善につながる可能性がある．

（上野理美子）

文 献

1) 松田明子：在宅における要介護者の摂食・嚥下障害の有無と家族機能との関連．老年社会科学 **25**：429-439，2004．
2) Serra-Prat M et al：Oropharyngeal dysphagia as risk factor for malnutrition and lower respiratory tract infection in independently living older persons：a population-based prospective study. *Age Ageing* **41**：376-381, 2012.
3) Tada M et al：Early development of autonomic dysfunction may predict poor prognosis in patients with multiple system atrophy. *Arch Neurol* **64**：256-260, 2007.
4) Kawakami R et al：Calf circumference as a surrogate marker of muscle mass for diagnosing sarcopenia in Japanese men and women. *Geritatr Gerontol int*, doi：10.1111/ggi.12377. [Epub ahead of print]，2014.

8. 在宅でのリハビリテーション栄養ケアプランと事例紹介：歯科衛生士の視点から

> **ポイント**
> ・歯科の役割の一つは，口腔環境と機能を整え「口から食べる喜び」を取り戻すことである．
> ・在宅リハ栄養では，本人の意向や家族の介護事情，生活環境を十分考慮したうえで，切実で実用的なゴールを設定する．
> ・在宅リハ栄養は，ケアマネジャー，主治医と円滑に連携を取りながら多職種で実施することが大切である．

はじめに

　在宅介護の現場で，歯科衛生士として一番のやりがいを実感するのはどんなときか．それは「口腔のケア」をしたら食欲が出て食事がおいしくなった，熱が出なくなった，再び口から味わえるようになった，生きる意欲がわいてきたと笑顔で言ってもらえたときである．歳を重ねても要介護状態になっても口からおいしく食事が食べられることは，その人らしさや生活の質に大きくかかわっている．
　本項では在宅でのリハ栄養ケアプランの事例を歯科衛生士の視点から紹介する．

事例紹介

　Aさん，75歳，男性．小脳出血と脳梗塞の後遺症（軽度），失語，嚥下障害あり．妻と長女の3人暮らし．要介護度2，介助歩行で週2回のデイサービス利用．むせながらも3食経口摂取（ほぼ常食）．170cm，64kg，BMI 22.15．

(1) 既往歴

　40歳代より高血圧．69歳時，小脳出血で2週間入院，退院後はADLは自立し自転車も乗り回す．72歳時の秋ごろから呂律が回らず，伝い歩きとなり，翌年1月から嚥下障害，構音障害が目立つようになった．また自発性低下，尿失禁も認めた．73歳時，病院受診し精査の結果，多発性脳梗塞と診断，両側片麻痺と偽性球麻痺を認める（入院加療なし）．要介護度2．週2回のデイサービスと週1回の訪問看護を利用している．

(2) 現病歴

　75歳時，デイサービス帰宅後38.0℃台の発熱があり，翌日受診し誤嚥性肺炎と診断され入院となった．2週間点滴（禁食）と酸素療法と安静，その後経口摂取は困難と判断された．経鼻栄養で管理されるがたびたび引き抜くことがあったため，胃瘻も造設した．2カ月後退院（経口摂取不可といわれる）となる．入院前から2週に1回は歯科衛生士が口腔管理をしていたが，退院後は合わなくなった義歯の調整と嚥下のリハに毎週訪問することになった．

🏠 リハビリテーション栄養評価（訪問開始時）

(1) ICF（表1）

表1　ICFによる評価

健康・病気	高血圧，小脳出血と脳梗塞の後遺症，廃用症候群
機能障害	四肢筋力，るいそう，嚥下機能，構音機能（重度），義歯不適，感情失禁（涙もろい）
活動制限	歩行困難，外出困難，ADL全介助
参加	家族と一緒に食事（困難），デイサービスでのレクリエーションや囲碁の参加（困難）
個人因子	75歳，男性，囲碁が趣味，もう一度口から食べたい
環境因子	妻と長女と一戸建ての家に暮らす．妻の介護力は適当，長女は就労あり

(2) 栄養状態（退院時）

　身体計測：身長170cm，体重51kg，BMI 17.65，体重減少率20.3%．

　検査値（肺炎発症時）：白血球数10,700/μl，ヘモグロビン14.5g/dl，アルブミン（Alb）3.7g/dl，総コレステロール132mg/dl，CRP 12.40mg/dl．

　身体所見：重度の栄養障害を認める．栄養障害の原因は侵襲と飢餓．

(3) 栄養管理

　基礎エネルギー消費量：1,057kcal．

　全エネルギー消費量：活動係数1.2，ストレス係数1.2で1,522kcal．

　エネルギー摂取量：1,200kcal（ラコール®），白湯300ml．

　　　　摂取量−消費量＝−322で栄養バランスは負．

(4) サルコペニア（表2）

表2　サルコペニアの評価

有無	あり
加齢	75歳なので加齢によるサルコペニアを認める可能性がある
活動	入院後の臥床による廃用性のサルコペニアを認める
栄養	不十分なエネルギー摂取量によるサルコペニアを認める
疾患	誤嚥性肺炎の侵襲によるサルコペニアを認める．悪液質は認めない

(5) 摂食嚥下障害

　小脳出血，脳梗塞の後遺症による偽性球麻痺と，嚥下筋のサルコペニアによる摂食嚥下障害を認める．

ゴール設定

　短期ゴール（2カ月）：座位での口腔清掃とうがい，排痰の促し，発声練習ができる．訪問歯科で新義歯を作製する．在宅主治医と連携し，ゼリーでの直接訓練開始（歯科衛生士訪問時のみ）．体重1kg増加．

　長期ゴール（6カ月）：経口摂取量の拡大，肺炎の再発なく安定して過ごせる．デイサービスの再開．体重3kg増加．

リハビリテーション栄養ケアプラン

(1) 口腔内所見・口腔機能
- かなり粘調な唾液の貯留あり　残存歯の清掃状態不良，上顎義歯の不適．
- 口唇閉鎖（＋），開口反応（＋），咀嚼（＋），嚥下（＋），喘鳴（－），咳反射（＋）．
- 舌の動き：左右，前方，上下．
- 軟口蓋挙上（＋），やや左側が優位，鼻咽腔閉鎖不全あり．
- 発声「アー」のみやや湿性だができる．10秒程度．
- ブクブクうがいができない．吐き出しはできる．

(2) 摂食機能訓練計画
- 間接訓練

　口唇閉鎖訓練，ブローイング，シャキア，プッシングなど，嚥下に有効な筋力を鍛えることが必要である．しかし，脱水・低栄養の改善を優先し，まずは日常の口腔ケアでの清掃と口腔リハに重点を置く．

- 直接訓練

　姿勢は座位90°，足底接地，頸部はやや前屈．食形態はゼリー状，ティースプーン1杯程度．歯科衛生士訪問時のみ．誤嚥への抵抗力をつけるためにも胃瘻からの栄養と水分を増やすことを主治医に提案する．

経過

(1) 退院時の様子
　退院して1週間後，2カ月ぶりに訪問．2カ月で13kgも痩せ，ベッド上で臥床していた．2カ月間1度も経口摂取の機会を与えられなかった口腔内は，痰で汚れ，義歯は合わなくなり「口も寝たきり」の状態になっていた（**図1**）．

　まずは体を起こして口腔清掃した．入院中にたびたびチューブを引き抜いた手はしっかりとベッド柵につかまることができ，介助で椅子に座ることができたので，Aさんの高い意欲と可能性を感じた（**図2**）．

(2) 歯科医の訪問診療，義歯の新製（退院後1～2カ月）
　入院中に上下の義歯は外され，上顎の前歯が1本破折したため既存の義歯は合わなくなっていた．嚥下リハをするために上下の咬合の回復，解剖学的な形態の回復のた

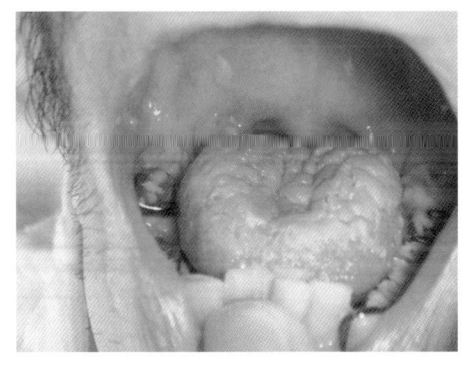

図1 口腔内の廃用
口腔乾燥，痰や分泌物の付着して汚染された口腔内．経口摂取していないと唾液の分泌が減って自浄作用が低下する．

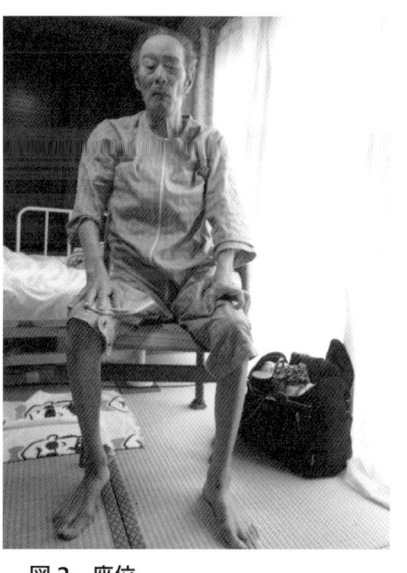

図2 座位
まずは離床，座位時間を確保する．本人の意欲と介護事情を考慮し必要な介護サービスで補完する．
(写真は本人，家族の了承を得て掲載しています)

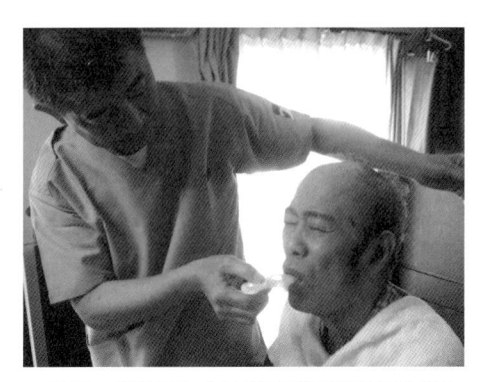

図3 歯科医による間接嚥下訓練の実施と指導
(写真は本人，家族の了承を得て掲載しています)

めにも義歯は必要であった．
　下顎義歯は修理で対応できたので上顎のみ新製することにした．
　5回の訪問診療で義歯完成．歯科医の訪問時にはラビリントレーナーを用いて口輪筋や舌筋の訓練（**図3**）や，スルメ咬み，棒付きのキャンデーをなめて唾液嚥下の間接訓練を実施した．

(3) 在宅主治医との連携（退院後2〜4カ月）

　「経口摂取は不可」という病院からの指導であったので，在宅主治医から直接訓練の同意をなかなか得られなかった．往診の時間に同席させてもらい，実際の嚥下訓練の様子の確認や，水飲みテストでの水分嚥下をみてもらい，ようやくゼリーによる直接訓練の許可をもらえた．
　誤嚥への抵抗力をつけるためにも胃瘻からの栄養量を1,200 → 1,600kcalに増やすことを提案し，食形態を変更するときは必ず報告，指示を仰ぐようにした．

(4) 念願のデイサービスと家族との食事の実現（退院後2〜4カ月）

　訪問看護,訪問入浴終了,吸引器が不要となった．デイサービスを再開した（週2回）．

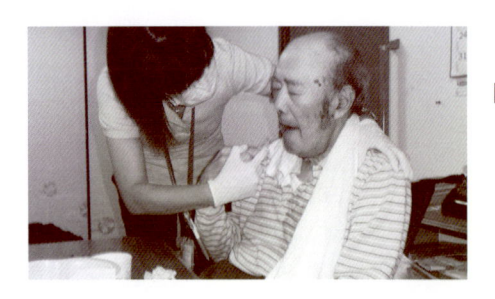

図4　現在の様子
間接訓練の内容：①朝夕の歯ブラシとぶくぶくうがい，②発声練習（あいうえおの長音）や歌，③呼吸訓練→咳嗽訓練（ハフィング）など（排痰力の向上を目指して），④頸部 ROM 訓練（嚥下体操），⑤口唇・頬・舌訓練，⑥頭部挙上訓練（おでこ体操）．
(写真は本人，家族の了承を得て掲載しています)

歯科衛生士訪問時のみゼリー，プリン，ヨーグルトを摂取した．だんだん回数を増やし，エビセンやバナナで咀嚼練習．徐々に表情が明るくなり発声が上手になった．

夕食時は家族と一緒にバナナ，ジャガイモ，大根の煮物とゼリーかプリン1個を交互嚥下で摂取（一部介助）できるようになった．

(5) 介護度5→3へ．ほぼ入院前の生活を取り戻す（退院後4カ月～3年後）

4カ月後には，入院前と同様に食事動作はほぼ自立して摂取できるようになった．食べたい意欲が高いあまりペースが速く，注意しないと窒息の恐れがあったので十分注意するよう，必ず見守りで行うよう家族に伝えた．

8カ月後，昼・夜は軟飯，うどん，蒸パン，軟菜摂取．経口500kcal，ラコール1,000kcal．1年後，デイサービス，ショートステイでも1食経口摂取．体重58kg，Alb 3.8g/dl．2年後，体重57kg，Alb 4.0g/dl，CRP 0mg/dl．

退院後約3年間，肺炎の再発なく経過．週3回のデイサービスでは歩行訓練やレクリエーションを楽しんでいる．2食はほぼ普通食経口摂取し，胃瘻からも栄養・水分がしっかり入り適切なリハ栄養が継続されている（**図4**）．

🏠 考察

入院中はほぼ寝たきり（にされていた）のAさんだったが，住み慣れた自宅に戻り，奥様の献身的な介護と，本人の「もう一度口から食べたい」という強い意志で徐々に自分らしさを取り戻し元気になっていった．訪問するごとに活き活きとした顔色や表情に会えることは，かかわる者にとって在宅介護の醍醐味といえよう．この在宅介護の力を最大限に引き出す鍵が「リハ栄養」ではないだろうか．一方で，胃瘻＝経口摂取不可，「食べたら死ぬ」くらい強く指導されてあきらめてしまうケースや，いつまでも1,200kcalの壁を超えられない，いつまでもペースト食のまま経過するケースにも多く出合った．

われわれ歯科衛生士は「口腔」を通して生活背景や全身とのかかわりをみることができる．在宅では，さまざまな介護サービスがバラバラに入り，他職種との連携が取りづらい現状があるが，適切な栄養管理と嚥下機能を見直しながら，口から食べることをあきらめずに支援していきたい．そのためには，共通言語として「リハ栄養」の視点があると，口から食べるために何が必要か，どうしたらその人らしい生活が取り戻せるか，予後予測をディスカッションすることでき，それぞれの職域や役割の相互

理解，コミュニケーションに役立つと考える．また，本人の意向や家族の介護事情に十分に配慮したうえで，本人・家族，関係者（特に在宅主治医）にうまく伝えていくコミュニケーションスキルが求められる．

今後，在宅でのリハ栄養を普及させていくためには，地道に「成功事例」を増やし，そこにかかわった多職種が「リハ栄養」の効果を実感していくことが一番の近道だと考える．そして，それぞれの職種が，また別の在宅のケースで「リハ栄養」を実践してくれることを願ってやまない．

(東澤雪子)

文　献

1) 若林秀隆，藤本篤士（編）：サルコペニアの摂食・嚥下障害，医歯薬出版，2012．
2) 若林秀隆（編）：リハビリテーション栄養ケーススタディ，医歯薬出版，2011．
3) 日本リハビリテーション栄養研究会（監修），若林秀隆（編）：実践リハビリテーション栄養，医歯薬出版，2014．
4) 若林秀隆：高齢者リハビリテーション栄養，カイ書林，2013．

9. 在宅でのリハビリテーション栄養ケアプランと事例紹介：薬剤師の視点から

> **ポイント**
> ・薬局薬剤師は地域住民の健康を見守り，さまざまな健康障害の第一発見者となり得る．
> ・ケアが本人の希望を遮ったり制限したりしたとき，思わぬ問題が生じる．
> ・生活の場がリハとなることも多く，それを支援する包括的栄養プランが必要である．

はじめに

　保険薬局は地域医療における物流の拠点であり，その安全・適正使用を担う．また，「薬剤師は，調剤，医薬品の供給その他薬事衛生をつかさどることによって，公衆衛生の向上及び増進に寄与し，もつて国民の健康な生活を確保するものとする」と薬剤師法第一条で述べられている．このなかの衛生とは，単に清潔という意味だけでなく，本来は健康（生）をまもる（衛）という意味を有し，薬剤師は地域住民の健康を見守り，有事の際にはその職能をもってことにあたる．そして医療・福祉関連の職種・組織のなかでも最も幅広いステージ（年齢だけでなく健康状態においても）に対応するという特徴からも，在宅リハ栄養を展開するにあたって，保険薬局の薬剤師は「気づき」を他職種に伝える，いわばリハ栄養適用の第一発見者という役割が大きい．本事例では介入全般にまで活動が及んでいるが，全体の流れから，最初の「気づき」が重要であったことを読み取ってもらえれば幸いである．

事例紹介

(1) 患者情報（X年1月，初回来局時情報）
　事例：84歳，男性．
　疾患：COPD，肺性心，アルツハイマー型認知症（日常生活自立度Ⅰと主治医評価）．
　嗜好：喫煙歴なし，就業中は機会飲酒程度で現在は飲酒歴なし．
　生活：独居，隣県に長女・次女が在住，介護認定は要支援1．
　備考：労作時喘鳴あり，倉庫勤務が長かったという職歴から職業性粉塵曝露と推測．

表1　X年2月の処方内容（以後6月まで継続）

1)	ジゴキシン錠 0.125mg	1錠
	エプレレノン錠 50mg	1錠
	ピルシカイニド塩酸塩カプセル 50mg	1カプセル
	ラベプラゾール Na錠 10mg	1錠
	ドネペジル塩酸塩口腔内崩壊錠 5mg	1錠
	1日1回朝食後	
2)	スピリーバ吸入用カプセル	1カプセル
	1日1回1吸入	

表2　X年10月の処方内容

1)	イクセロンパッチ 4.5mg：1日1回1枚貼付	
2)	スピリーバレスピマット：1日1回2吸入	
3)	エンシュアリキッド（250mL/缶）：1日1缶	

　自宅近隣の内科開業医にCOPDの疾患コントロールを主目的とする通院を隔週で継続していたが，当薬局が開設した際，自宅から近いことを理由に院外処方箋を持参するようになった．COPDにおいてはエネルギー需要が高まるのに対して食事摂取量は低下する傾向にある．また，独居高齢者の低栄養はサルコペニアの温床となり得ることを筆者は在宅業務を通じて数多く体験してきた．このことから，翌月に栄養状態の評価を実施，その結果を主治医に報告した．

(2) 薬局外来の栄養評価（X年2月）

　体重：47.2kg，身長：155.8cm，BMI：19.4，MNA®スコア：7，評価：低栄養（**表1**）．

　同時に，食事量が減少しているという本人の訴えを受け，地域包括支援センターの担当者に区分変更を提案，その後，要介護1の認定がおりた．しかし以後は長女が代わりに来局することが多くなり，X年6月，自宅マンションで転倒，右大腿骨近位部骨折で市内の急性期病院に入院したことを長女から聞くこととなった．

　X年10月に退院したことを主治医から聞いたが，その後はヘルパーが処方箋を持ち込むようになった．服薬管理が容易であるということを理由に，薬剤師による訪問依頼が来ることはなかった（**表2**）．

　X年12月に夜間外出した際，警察とトラブルになった．認知症の進行，BPSDによる夜間徘徊と考えたケアマネジャーや家族は薬剤の使用による鎮静，または施設入所を考え，このなかで薬剤使用についての相談をケアマネジャーから受けた．その瞬間からリハ栄養アプローチが始まった．

リハビリテーション栄養評価

　まず夜間外出の行動分析からはじめた．患者はデイサービスの時間帯に放送された野球中継の内容を知りたくなり，夜間のテレビ放送では満足できなかったため，最寄りのコンビニエンスストアへ新聞に買いに行こうとシルバーカートを押して外出した．しかし，疲労感・喘鳴に見舞われ途中で何度も休憩し，そこを偶然に通りかかった警官に補導されたというのがことの顛末であった．これは夜間徘徊では決してなく，

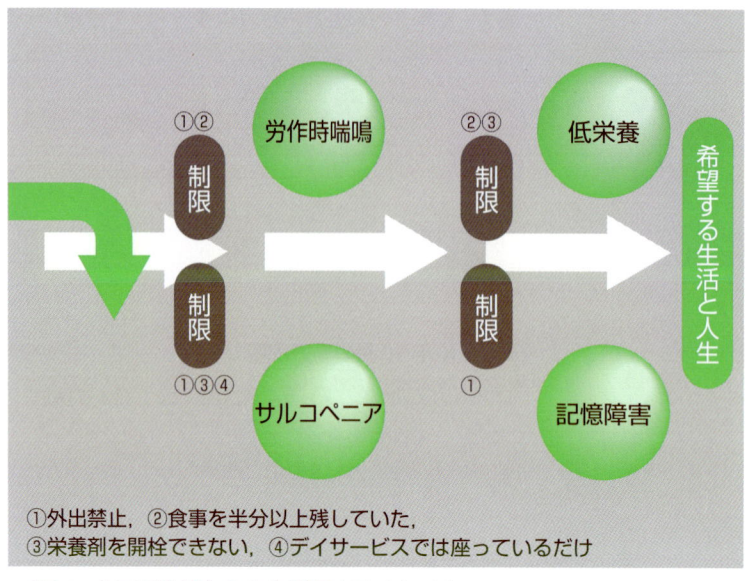

①外出禁止，②食事を半分以上残していた，
③栄養剤を開栓できない，④デイサービスでは座っているだけ

図1 ケアが生活と人生を制限するイメージ

表3 X+1年1月に実施したカンファレンスの要点

調査事項	入院中の状況	退院後の状況
栄養摂取量	・1日5回の分食 ・平均1/2〜4/5摂取 ・週1〜2回の補液投与 ・総エネルギー 1,400kcal/日	・1日3食提供 ・摂取量はおよそ1/2 ・水分摂取量不明 ・Albは3.7mg/dl
リハの内容	・座位訓練・歩行訓練 ・1日30分を2回実施	・週2回のデイサービス ・レクリエーション参加せず
全身状態評価	・るいそうを認める ・GOLD分類II期	・低栄養 ・認知症悪化（?）

●食事摂取量減少の原因分析

①義歯の未使用
　→口腔状態・機能が未確認
②提供する食事形態（きざみ食）
　→咀嚼できず飲み込みづらい
③易疲労感と腹部膨満感
　→COPDの疾患コントロール不良
※特に①と②は直接的に関与する

●X年12月の身体情報

体重	41.8kg
BMI	17.2
AC	19.8cm
CC	26.5cm
嚥下	異常なし

明確かつ正当な理由があったこと，提供したケアの結果でしかないこと，薬剤が必要ではないことを直後の担当者会議で伝えた（**図1**）．

また，療養を妨げる因子として低栄養，サルコペニア，また薬剤未使用による疾患コントロール不良があげられ，ゴール設定・ケアプラン作成のために翌年1月，退院元とのカンファレンスを開催し，情報の収集にあたった（**表3**）．

そして，これらに基づき，評価を行った．

(1) サルコペニアを認めるか

下腿周囲長は30cmを下回り，BMIも18.5未満であることから筋肉量の低下は明白，

表4 事例におけるICF評価

健康・病気	COPD（労作時喘鳴あり），認知症
機能障害	低栄養，サルコペニア（特に下肢筋力低下）
活動制限	読書，食事自作自立，排泄自立・軽介助 入浴全介助，更衣軽介助，家事動作困難
参加制約	商店街住民とのコミュニケーション，町内会（野球中継観戦）
個人因子	高齢男性，野球好き，几帳面，浪花節，孫が好き（孫の言うことはよく聞く）
環境因子	独居，手押し車・杖，HOT導入（未使用） 商店街に面するマンションの2階に居住，エレベーター有，出入口はバリアフリー，娘は隣県に在住（既婚，孫がいる）

また握力は未測定，歩行速度は1.0m/秒に及ばなかった．以上から，サルコペニアであると判断した．

(2) 悪液質を認めるか

顕著な体重減少に筋力低下と疲労感を認める一方，食事摂取量の低下はあったが，自発的な食事，義歯の不具合に対する食形態のミスマッチが影響していることを考慮して食思不振は否定した．退院後に内科受診した際の血液検査の結果において，Alb値は3.6g/dl，CRPは2.21mg/dlであった．COPDによる炎症性の侵襲があることを懸念していたが，今は同化期にあるものと判断し，これらのことから悪液質は否定したものの，今の状況を放置すれば近い将来そうなるであろうことが予想された．

(3) 栄養評価

基礎代謝量（BEE）は簡易式を採用し，活動係数は日常生活，また今後の屋外活動を考慮して1.3，ストレス係数は疾患（COPD）により1.3とした．

全エネルギー消費量（TEE）＝25 × 41.8（体重kg）× 1.3 × 1.3＝1,766（kcal）

この計算結果からも，入院中から退院後の療養生活にかけて必要エネルギーを充足できていなかったこと，低栄養状態が長期間継続していたことを関係者間で把握することができた．リハの継続は現状不可，さらに入院中に実施していたリハがかえって筋蛋白の異化亢進を進めていた可能性が高かったこと，全身状態悪化の要因として低栄養が占める割合が非常に大きいものと考え，新たなプランの立案を講じた（**表4**）．

ゴール設定

1日の栄養摂取量を先の計算から1,800kcalとし，リハを検討・実施する前に，当面はそれを担保する試みを中心とするよう設定した．一方，吸入薬をうまく使用できていなかったことによる労作時喘鳴の悪化，低酸素による全身性炎症の亢進を抑制するためにも吸入薬のコンプライアンスを確保する必要もあった．これらを約2カ月以内に達成することを目標とし，その後リハとしてデイサービスでの立ち上がり訓練，また外出介助を利用し，近隣の商店街を経由しコンビニエンスストア（片道約140m）へ通うことを検討した．このゴール設定にあたってはICF評価を重要視しており，内容を関係者間で共有したうえで検討がなされた．これにより，特別なプラン

や設備を用意するのではなく，本人が希望する生活の場をリハの場としようという意見が生まれたのだと考える．この目標を本人に伝えたところ，大変喜ばれた．

①栄養状態の改善：1,800kcal/日
②呼吸機能の改善：SpO₂ 96～98（退院時平均は93前後）
③外出介助の実現（地域住民とのコミュニケーションを期待）
④排泄および更衣の自立

表5　1日の食事・栄養摂取プラン

・朝食	200kcal 相当
+ ラコール 1袋	200kcal
+ 栄養パウダー	100kcal
・昼食①	300kcal 相当
+ 栄養パウダー	100kcal
・昼食②	200kcal 相当
+ 栄養パウダー	100kcal
・夕食	400kcal 相当
+ ラコール 1袋	200kcal
合計	1,800kcal

※栄養パウダーの量は献立によって流動することもある（昼を減らして夕食に加える，など）

リハビリテーション栄養ケアプラン

1日の栄養摂取プランは**表5**のとおりである．栄養剤は中鎖脂肪酸を含み院外処方箋による交付が可能なラコール配合経腸用液に変更し，食事による摂取エネルギーの底上げとしてジャネフの栄養パウダー®（**図2**）を利用した（COPDの病期を考慮し，PCF比よりもまずは熱量の確保が重要であると考えた）．また，ヘルパーの方々が大変な試行錯誤を繰り返し，あおさ海苔を加えて風味やうま味を増した味噌汁などを試みることによって，大さじ4杯のパウダー（100kcal）を加えても全量摂取ができるようにして，栄養摂取量の底上げを担保してくださった．一方，分食を試みたが入院中と同様の5回では本人の疲労感がかえって増大しているのではないかという意見もあった．また，実際全く手をつけていない日もあったため，昼を2回に分けた計4回に変更，以後継続が可能となった．また，この介入開始期から訪問歯科を導入して義歯をつくり直し，定期的な口腔ケアと「噛む」ことの訓練・アドバイスを受けることにもなった．

その後，2カ月後の診察結果により医師からリハ・外出介助の許可が出たことから，当初の予定どおり，デイサービスで立ち上がり訓練（火曜と木曜），また外出介助による買い物（月曜と金曜）が実現した．運動量増大による提供量の見直しを何度か検討したが，活発さを取り戻して外出介助中に間食をする姿をみかけることもあり，その都度見送ることになっている．

なお，筆者自身が苦労したのは吸入指導であり，握力もさることながら吸入手技・吸入動作に大変手こずったことが記憶に残っている．結局日曜日を除く毎朝，出勤前に訪問して吸入ができるまで付き合ったのだが，これを約1カ月半継続することになった．

経過

X+1年8月，介入開始から7カ月後には食事量は安定し，自立排泄が実現した．更衣には時折介助が必要になることもあったが，食器洗いを自分でできるようになる

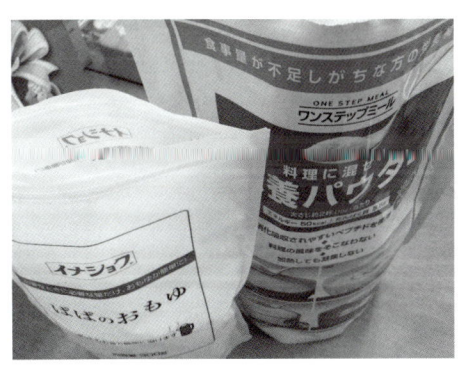

図2　栄養パウダー

表6　X+1年8月の検査値および身体評価

体重	47.1kg
BMI	20.2
AC	22.0cm
CC	28.0cm
Alb	4.4g/dl
CRP	1.45mg/dl
CCr	32.9ml/min
BUN	23.9mg/dl
Na	141mEq/L
K	4.4mEq/L
Cl	106mEq/L

など明らかなADLの向上がみられた（**表6**）．退院時にみられた易怒性や無断外出はなくなり，ケアを自ら受け入れる姿勢が顕著になったという連絡をケアマネジャーから受けた．それ以後は月1回，生活状況をみに行き世間話をするだけの訪問に変更した．そして院外処方箋をもって本人が当薬局に来局するのを待つという，元の体制に戻した．

X+1年12月，家賃が大幅にあがることを契機に，施設入所かという話が再度浮上した．しかし，今の状態ならと長女家族が同居に賛同し，ほどなくして隣県の長女宅に引っ越して行った．家族，特に大好きな孫と一緒に暮らすことだけでなく，近所にはPTが勤務する医院もあるという．その先のケアで誰かがリハ栄養を引き継ぎ，彼が望む生活を支援して下さったらと，また同時に彼のよりよい人生を願うものである．

考察

本事例では管理栄養士やPTをはじめとするセラピストが登場しない．本来ならば栄養評価を訪問管理栄養士が実施し，適切な食事提供プランを立てるのが妥当だろう．リハもデイサービスやデイケア，訪問看護ステーションに勤務するPT・OTが提言または実施するのが正しいと考える．しかし，在宅の現場においていまだすべての地域にすべてのカードが揃っていないのが現状である．そのため，こういったケースの実践を繰り返し，各専門職の必要性を多くの介護・医療従事者に感じてもらえるようにリハ栄養の重要性を啓発していくことが今の筆者の役割だと考えている．

やがて薬局薬剤師が地域住民の健康の見守りを担うなかで，有事の際にはケースに応じた専門職種に連絡し，各々がリハ栄養による在宅療養支援を実践するという体制になることが望ましい．その際には「見守り手」としてだけでなく「つなぎ手」として機能した薬剤師という形で事例紹介することができるのではないかと，その時が来ることを夢見て今後も活動して行こうと考えている．

（豊田義貞）

10. 在宅の食環境問題と支援

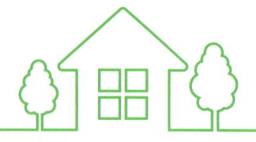

> **ポイント**
> - 在宅高齢者は低栄養，口腔機能低下，サルコペニア，骨粗鬆症などに関する栄養療法が必要である．
> - 低栄養やサルコペニアの場合は，少量高カロリー食材を用いてエネルギーを確保し，蛋白質が不足しないよう注意する．
> - 口腔機能に合わせて食材の大きさ・硬さ・とろみの有無を検討し，食事中は一口量に気をつける．

はじめに

　在宅高齢者の食環境を取り巻く問題として，「少食」「固食」「孤食」があげられる．食環境とは食事場面そのものだけではなく，メニュー考案から材料の調達・管理，食べるための準備・片づけといったさまざまな工程も含まれる．

　「少食」の在宅高齢者は，十分なエネルギー量を摂取できないことから低栄養を招きやすい．食事の機会や食事摂取量が少なくなると，咀嚼・嚥下回数が減少するため，唾液分泌量や嚥下に関する運動量が減るため，結果的に口腔機能低下を助長する．また，必要エネルギー量を摂取できていても，自分の好みの物ばかり摂取する「固食」の場合は栄養バランスが問題になる．高齢者は手軽に摂取できる食材で単品食いをするケースが多い．また，「孤食」，すなわち独居の食生活では，少量で簡単に摂取できるもので食事を済ませることから，栄養不足・サルコペニアが進み悪循環をたどり入院に至るケースが少なくない．そのため，在宅高齢者の食環境改善を担うヘルパーの存在が重要になる．2014年4月の介護報酬改定でヘルパーの生活援助時間区分（洗濯，掃除，調理，買い物など）が1時間から45分に削減されたため，より短時間での効率的なサポートが必要になった．

　本項では在宅高齢者の食環境問題を把握し，対象者に合わせたアドバイスを行うためにリハ栄養を支えるうえで欠かせない食生活のポイントと，簡単なメニューを紹介する．

問題点①：低栄養

在宅高齢者は食環境が悪くなると食事を抜くことがある．また，活動量が低下して空腹にならないことから食事の回数を減らす場合や，1回の食事そのものの量が少ない場合もある．そのため必要栄養量が確保できずにエネルギー源と微量栄養素不足から低栄養になる．

●食事のポイント
- ノンオイルではなく普通のドレッシングやマヨネーズを使用する．
- 炒め物・汁物は和食や中華ならごま油，洋食ならバターを入れる．
- ツナ缶やまぐろ缶など，魚の缶詰を利用する．
- さまざまな料理に胡麻を入れる．
- 牛乳または豆乳に，はちみつやココア，練乳などを入れる．

●少量高エネルギー食材
蛋白質源：ひき肉，バラ肉，ベーコン，青魚，卵，チーズ．
野菜：ジャガイモ，さつま芋，南瓜，トウモロコシ．
飲料：牛乳，豆乳，ココア．
その他：胡麻，ピーナッツ，アーモンド，はちみつ，練乳．

●メニュー例「フレンチトースト」
材料：食パン（6枚切）…1枚，卵（溶き卵）…1個，牛乳…100ml，はちみつ…大さじ1，バター…大さじ1．

作り方：
①食パンを食べやすい大きさに切る．
②耐熱性の器に，溶き卵，牛乳，はちみつを混ぜて，①を漬け込む．
③500Wの電子レンジで30秒ずつ両面を温める．
④フライパンを熱しておき，バターをひいて③を両面焼く．

問題点②：口腔機能低下

2010年度の調査[1]では歯と口のなかの具合が悪いために食べ物の種類や量が変わったと回答した者は，65〜74歳で10.5％，85歳以上では19.8％であった．また，菓子パンなどをご飯代わりによく食べると回答した者は65〜74歳で6.8％，85歳以上で16.8％である．柔らかい食事は食べやすいという利点があるが，咀嚼回数が少ないと嚥下筋が衰えるという問題が生じる．また，咀嚼回数が少ないと唾液分泌量が減少し，口腔内で十分な食塊形成ができないことから飲み込みにくさにもつながる．柔らかい食事を選ぶだけでは根本的な解決にはならない．そこで機能訓練をプラスして機能維持をする必要がある．

口腔機能が低下した状態で硬い食材や飲み込みにくい食材を摂取すると，誤嚥・窒息のリスクが生じるため食形態には十分注意し，口腔機能に合わせた食事を選択する．

チェック1　食事中にむせる，飲み込みにくい

むせは誤嚥を予防する防御反応であり，食べ物が食道ではなく気管に入り込むことや，咽頭部に刺激が加わることでも生じる．免疫力が低下しているときには誤嚥が原因で肺炎を起こすことがある．サラサラした液体でむせる場合はとろみを付けて摂取する（**図1**）．摂食嚥下障害がある場合は嚥下調整食分類2013[2)]を参考に食事内容を検討する（**図2**）．

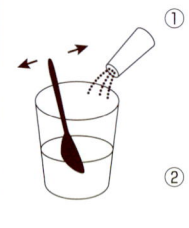

① 飲み物にとろみ剤を入れて，すぐに30秒位かき混ぜる．
※スプーンは円ではなく，左右に動かす（円をかいて混ぜると中心にとろみ剤が残ることがあるため左右に動かした方が混ざりやすい）．
② 1分程待つと，とろみの状態が安定する．
※とろみ剤を追加するとダマになりやすく，うまく混ざらない．

図　とろみの付け方
とろみの状態は商品や飲み物の種類，温度によって異なるため，適切なとろみの程度を評価し，試食をしてから提供する．

若干の食道への送り込み ──できる──▶ 嚥下訓練食品
　↑できない
食塊保持と食道への送り込み ──できる──▶ 嚥下調整食1
　↑できない
下顎と下の運動で食塊形成をする ──できる──▶ 嚥下調整食2
　↑できない
舌と口蓋間で押しつぶす ──できる──▶ 嚥下調整食3
　↑できない
食べ物を上下の歯茎で押しつぶす ──できる──▶ 嚥下調整食4

名称	形態	特徴	ポイント
嚥下訓練食品j	離水しないゼリー，スライス状にすくうことが可能なゼリー	飲み込む練習のための食品	誤嚥の危険性がある場合は蛋白質量の少ないゼリーを選ぶ
嚥下訓練食品t	中間から濃いとろみ水		べたつき，まとまり，硬さに配慮する
嚥下調整食1	お粥ゼリー，ムース状おかず，プリン	まとまった形のある飲み込みやすい食事	
嚥下調整食2	ピューレ状，ミキサー食	口腔内で食塊をつくりやすい食事	スプーンですくって食べることが可能
嚥下調整食3	形がある，押しつぶしが容易，咽頭でばらけない	舌と口蓋で押しつぶし，食道へ送り込む運動が必要な食事	多量の離水がないように調整する
嚥下調整食4	箸やスプーンで切れる柔らかさ	舌と口蓋で押しつぶせないが，歯がなくても歯茎ですりつぶせる食事	誤嚥と窒息のリスクを配慮して素材と調理方法を選ぶ

図2　嚥下調整食分類2013（食事）早見表に合わせた食事例

●食事のポイント
- 一口量を少なくする．
- とろみは水 100ml あたり 1.5g 以下の量で調整する．
- むせが続いたときは小さく何度も咳払いをし，呼吸が整うまで待つ．
- パサつく食材は細かく刻まない．
- あんかけ，とろみ付き調理を取り入れる．｝ 口腔内でまとまりやすくする．
- 食塊形成しにくい食材は避ける．

避ける食材例
・ごぼう　・れんこん　・ふき　・山菜　・水菜　・にら　・きのこ類　・ひき肉
・いか　・たこ　・かまぼこ　・こんにゃく　・大豆　・もち　・酢の物

●メニュー例「とろろ入りオムレツ」

材料：卵（溶き卵）…2個，長芋（すりおろし）…100g，油…小さじ2
〈あん〉
だしの素…小さじ 1/2，砂糖…小さじ 1/2，酒…小さじ 1/2，しょうゆ…小さじ 1,
片栗粉…小さじ 1（水溶き片栗粉）．

作り方：
①溶き卵に，長芋（すりおろし）を入れて混ぜる．
②フライパンを熱しておき，油をひいて①を流し入れる．
③半熟になったら半分に折って皿に出す．
④あんの材料を混ぜて③の上からかける．

チェック2　噛む力が弱い，歯に食べ物が挟まる

噛む力に合わせて食事の硬さを調整する必要がある．食べ物が歯に挟まると痛みを伴い，食事摂取量減少の原因になる．加齢に伴い歯茎が痩せて歯と歯茎の間が空いてしまうため，定期的な歯科受診を行い適切なケアを行う．

●食事のポイント
- 食材は斜め一口大（乱切り）にしてゆっくり噛んで食べる．
- 野菜の繊維に対して直角に包丁を入れる．
- 肉の筋を切ったり叩いたりして柔らかくする．
- ごぼうやれんこんはすりおろす．
- なす，きゅうり，トマト，アスパラは皮をむく．
- ごまやピーナツはすりつぶす．
- 下処理に圧力鍋や蒸し器を使用する．

注意する食材例
・ごぼう　・れんこん　・ふき　・山菜　・水菜　・にら　・きのこ類　・肉類
・いか　・たこ　・ごま　・こんにゃく　・パイナップル　・とうもろこし

●メニュー例「豚肉と野菜の塩麹蒸し」

材料：豚もも肉（薄切り）…80g，塩麹…10g，こしょう…少々，酒…10g，かぼちゃ（薄

切り)…30g，にんじん(短冊切り)…20g，ピーマン(一口大)…20g，塩麹…20g.

作り方：

①豚肉をフォークで叩きながら刺してやわらかくし，塩麹，こしょう，酒で下味をつける．

②耐熱皿に野菜を敷いて塩麹をまぶし，その上に①を乗せる．

③レンジで加熱して6分以上蒸す．

チェック3　口の中が渇く

加齢による唾液分泌量の低下や水分摂取量が減少した場合，また薬の副作用で口腔内が乾燥することがある．

●食事のポイント

・耳たぶの下や舌の付け根を指でゆっくり押して唾液分泌を促す．

・必要水分量をこまめに摂取する．

・のどに詰まりやすい食材を避ける．

控える食材例
・ゆでたまご　・もち　・焼き芋　・ウエハース　・マッシュポテト　・焼きのり ・パン　・カステラ

●メニュー例「デザート甘酒」

材料：甘酒…180ml，牛乳…120ml，フルーツソース．

作り方：

①鍋に甘酒と牛乳を入れて温める．

②少し冷ましてからフルーツソースをかける．

おすすめ参考書籍：

藤島一郎，栢下 淳監修：経口摂取アプローチハンドブック（ヘルスケア・レストラン別冊），日本医療企画，2015．

徳永佐和子：病院・福祉施設でつくる　かんたん嚥下調整食レシピ100：限られた人員・調理時間・予算のなかで実現できる！，メディカ出版，2014．

🏠 問題点③：サルコペニア

「少食」「固食」「孤食」の問題をもつ在宅高齢者は低栄養に陥るリスクが高く，低栄養はサルコペニアの原因でもあるため，サルコペニアの予防には食生活への配慮が欠かせない．低体重のサルコペニア患者だけではなく，肥満を合併したサルコペニア肥満患者も少なくない．後者には正常体重から脂肪蓄積による体重増加を認める場合と，肥満から筋肉量低下により体重減少を認める場合がある．また，在宅高齢者の抱える慢性疾患（感染症，心不全，腎不全，呼吸不全，肝不全）やがん，膠原病がある場合，軽度の炎症が継続することでサルコペニアが進行する[3]．

回復期リハ病棟では筋トレ後にBCAAを摂取することで下腿周囲長やADLが改善

することが報告されている[4]．在宅生活にも応用し，運動後の食事摂取を勧める．

1）サルコペニアの食事療法

低栄養改善の場合，エネルギー摂取量はエネルギー消費量に蓄積量（200～750kcal）を加えて設定する．また，蛋白質は 1.0～1.2g/kg を目標に摂取する[5]．筋蛋白質合成を高めるためには，分岐鎖アミノ酸は 2g 以上，その他数種類のアミノ酸も摂取したほうがよい．

慢性疾患がある場合は，抗炎症作用のある EPA を積極的に摂取する．また，骨格筋が消耗することを考慮し，蛋白質は 1.5g/kg/日と多めに摂取する．転倒リスクを考慮し，ビタミン D 不足に注意する．欠乏時はビタミン D を投与する[6]．

●食事のポイント

- 手軽に摂取できる蛋白質源を常備する．
    豆乳，納豆，豆腐などの大豆製品．チーズ，卵．
- 運動後に食事を摂る．食事時間以外の場合は牛乳または豆乳を飲む．
- BCAA を多く含む食品を摂取する．
    大豆製品，鶏むね肉，牛レバー，豚ロース，まぐろ赤身，かつお，ぶり．
    チーズ，牛乳．
- EPA を多く含む食品を摂取する．
    さば，うなぎ，いわし，まぐろ，さんま．
- ビタミン D を多く含む食品を摂取する．
    鮭，干し椎茸，卵．

●メニュー例「4色丼」

材料：まぐろ赤身…50g，チーズ…20g，アボカド…50g，大根…50g，かつお節…1g，麺つゆ…2g，ご飯…150g．

作り方：
① 炊きたてのご飯にかつお節を混ぜておく．
② 千切りした大根を①の上に敷く．
③ ②の上に一口大に切ったまぐろ，チーズ，アボカドをのせて麺つゆをかける．

2）サルコペニア肥満の食事療法

成人の肥満は心疾患発症や心血管死に関するリスクが高くなるが，高齢者の肥満ではそのような報告はない[7]．ゆえに厳格な減量よりも，筋量維持を目的とした有酸素運動とレジスタンストレーニングの併用を重視する．エネルギー摂取量は通常の 70％ として設定し，筋量を維持するために，低エネルギー高蛋白食とする．

●食事のポイント

- 食材（低エネルギーの食材へ変更）
    牛肉，豚肉：ロース・バラ肉　→　ヒレ肉・もも肉へ変更．
    鶏肉：手羽先　→　もも肉　→　むね肉　→　ささみへ変更．
    魚：青魚　→　白身魚へ変更．
    乳製品：低脂肪牛乳やカッテージチーズを選ぶ．

野菜：芋類，南瓜　→　根菜類　→　葉野菜へ変更．
　　　果物：ドライフルーツ　→　缶詰　→　生果物へ変更．
・調理方法
　　　焼く：フライパン　→　クッキングシートを敷く　→　オーブンや網で焼く．
　　　炒める：食材を下茹でしてから炒める．
　　　揚げる：衣を薄くつける　→　片栗粉や小麦粉を付けて素揚げする．
・食べ方
　　　野菜・きのこ・海藻など食物繊維を先に食べる．
　　　小さい皿に盛りつける．
　　　よく噛んで食べる．

🏠 問題点④：骨粗鬆症

　骨粗鬆症学会ガイドライン[8]によると40歳以上の骨粗鬆症有病者は1,280万人である．また，新たに年間約97万人の発生者がいることが推測されている．骨粗鬆症は運動不足や低体重，栄養不足と関連がある[8]ことからリハ栄養と密接な関係がある．

　骨粗鬆症の予防・治療においてカルシウム，ビタミンD，ビタミンK不足に注意が必要である[8]．カルシウムは骨の主成分であり，不足になると骨折の発生が多いことや[9]，ビタミンDを組み合わせることで骨密度上昇効果，骨折抑制効果がある[10]．サプリメントでのカルシウム補給は高カルシウム血症や心血管疾患のリスク管理が必要である．ビタミンDは腸からのカルシウム吸収を促進する働きがあり，転倒予防にも有効な可能性がある．ビタミンKは骨からカルシウムが流出するのを防ぐ．

●食事のポイント
　・カルシウムを多く含む食品
　　　乳，乳製品，大豆製品，小魚，海藻，緑黄色野菜，葉物野菜．
　・ビタミンDを多く含む食品
　　　鮭，きのこ，卵．
　・ビタミンKを多く含む食品
　　　納豆，ほうれん草，小松菜，ブロッコリー，ひじき．

●メニュー例「鮭のホイル焼き」
　材料：鮭…1匹，塩・酒…少量，しいたけ…20g，大根葉…20g，温泉卵…1個，バター…10g．
　作り方：
　①アルミホイルの中央に塩・酒をふった鮭を乗せる．
　②①の中にしいたけ，大根菜葉，温泉卵，バターを入れて包む．
　③250℃のオーブンまたはオーブントースターで12～15分焼く．

〈吉村由梨〉

文献

1) 上谷律子：平成22年度高齢者のための食環境アンケート調査報告，一般財団法人日本食生活協会，2010.
2) 日本摂食・嚥下リハビリテーション学会嚥下調整食分類 2013．日摂食嚥下リハ会誌 17：255-267，2013.
3) 若林秀隆：サルコペニア．リハビリテーションに役立つ栄養学の基礎（栢下 淳，若林秀隆編），医歯薬出版，2014，pp85-91.
4) Yoshimura Y et al：Effects of nutritional supplements on muscle mass and activities of daily living in elderly rehabilitation patients with decreased muscle mass: a randomized controlled trial. *J Nutr Health Aging* 2015.
5) Mithal A et al；IOF CSA Nutrition Working Group：Impact of nutrition on muscle mass, strength, and performance in older adults. *Osteoporos Int* **24**：1555-1566，2013.
6) 奥野純子・他：地域在住虚弱高齢者のビタミンD濃度の分布状況とビタミンD濃度と生活機能・身体機能との関連．日老医誌 **44**：634-640，2007.
7) Sattar N et al：Can metabolic syndrome usefully predict cardiovascularb disease and diabetes?Outcome data from two prospective studies. *Lancet* **371**:1927-1935，2008.
8) 骨粗鬆症の予防と治療ガイドライン作成委員会：骨粗鬆症の予防と治療ガイドライン 2011年版，第2版，ライフサイエンス出版，2012，pp1-9.
9) Nakamura K et al：Calcium intake and the 10-year incidence of self-reported vertebral fractures in women and men: the Japan Public Health Centre-based Prospective Study. *Br J Nutr* **101**：285-294，2009.
10) 10）Boonen S et al：Need for additional calcium to reduce the risk of hip fracture with vitamin D supplementation: evidence from a comparative metaanalysis of randomized controlled trials. *J Clin Endocrinol Metab* **92**: 1415-1423，2007.

11. 在宅でのリハビリテーション栄養サマリーの活用法

> **ポイント**
> - リハ栄養サマリーは良好な在宅生活を継続するためのリハ栄養の情報共有ツールである．
> - リハ栄養サマリーの活用のためには地域連携・多職種での研修会が必要である．
> - 在宅ではリハ栄養サマリーの情報と環境・個人因子を併せ，患者・家族主導のリハ栄養サポートを行う．

はじめに

　厚生労働省は要介護状態となっても住み慣れた地域で自分らしい暮らしを最期まで続けることができるように地域包括システムの構築を推進している．高齢者の在宅復帰をすすめ，良好な在宅生活を継続するためには適切なリハと良好な栄養状態の継続が重要となる．その継続のための情報共有ツールとして栄養とリハの双方に着眼した「リハ栄養サマリー」（**図1**）[1] を作成している．本項ではリハ栄養サマリーの特徴や内容を解説し，活用法について述べる．

リハビリテーション栄養サマリーの特徴

　リハ栄養管理は「リハからみた栄養，栄養からみたリハ」の双方の視点をもとにアセスメント，プランニング，モニタリングを行う．病院退院後の利用施設，在宅では栄養士，セラピスト不在の場合もある．そのため，「リハ栄養サマリー」は栄養士，セラピストに限らず，多職種での共有が望まれる．
　「リハ栄養サマリー」は急性期から回復期，回復期から維持期の身体変化をそれぞれの職域で再評価するためのツールである．今後のリハ内容，栄養管理の参考のために作成される．リハ内容，FIM，サルコペニアの有無を記載していることが他のサマリーとは異なる特徴である．検査データ，身体測定値，嚥下障害レベル，FIMは入院時と退院時に評価を行うことで入院中の変化を確認できる．裏面には各種評価基準を掲載してある．これらの基準を参考にすることで記載内容の理解が容易となる．

		リハビリテーション栄養サマリー			
医療機関名		○○○○	平成	年 月	日

①
患者氏名	○○ ○○ 様 □男性 ■女性 年齢 77 歳
主病名	□脳梗塞 □脳出血 □大腿骨近位部骨折 □誤嚥性肺炎 ■その他（多発血管炎・左腓骨骨折）
併存疾患	□COPD □慢性心不全 □認知症 □うつ □褥瘡 □その他 （腰椎圧迫骨折・頸椎腰椎脊椎管狭窄症・骨粗鬆症）

		入院時評価	退院時評価
②	検査データ	（検査日　年　月　日） Alb 4.4 g/dl　CRP 0 mg/dl Hb 13.2 g/d　その他	（検査日　年　月　日） Alb 4.2 g/dl　CRP 0 mg/dl Hb 11.9 g/dl　その他
③	身体測定値	身長 154 cm　体重 47.2 kg　BMI 19.9 AC 25.5 cm　TSF 14 mm　CC 33.5 cm 握力 右　－　kg　左　2.5 kg 歩行速度　0　m/s（歩行不可の場合は0）	体重 47.5 kg　BMI 20.0 AC 24.6 cm　TSF 15 mm　CC 30.2 cm 握力 右　－　kg　左　4.5 kg 歩行速度　0　m/s（歩行不可の場合は0）
④	嚥下障害レベル	Lv　8	Lv　9
⑤	Ｆ　Ｉ　Ｍ	（運動　39 点）（認知　35 点）	（運動　58 点）（認知　35 点）
	備　考	UBW49kg，手指・両上下肢しびれあり， 難聴，プレドニン服用中	車椅子自走可能

⑥
サルコペニア判定	■有 □無 原因（複数可）■加齢 ■栄養 ■活動 ■疾患 （○年○月より筋力低下，○月腓骨骨折し，その後臥床状態，翌月○○病院入院）

⑦
リハ内容	□機能維持目標　■機能改善目標 　　内容（複数可）■持久力訓練　（□高負荷　■低負荷） 　　　　　　　　■筋力増強訓練（□高負荷　■低負荷）※作業療法は高負荷

⑧
栄養管理	目標栄養量：エネルギー　1,644 Kcal　たんぱく質　52.2 g 　　（BEE 1008　×SF 1.0　× AF 1.4　+　エネルギー蓄積量 233 Kcal） 給与栄養量：エネルギー　1,700 Kcal　たんぱく質　75 g 栄養補給法：■経口 □経腸栄養（□経鼻 □胃瘻）□経静脈栄養 □その他（　　　） 摂取状況：■良好 □不良（10割程度摂取） 食事内容：常食（主食：180gのりなしおにぎり　副食：一口大 cut）+持ち込みヨーグルト2個 嚥下調整食分類コード：　□0j □0t □1j □2-1 □2-2 □3 □4 　　　　　　　　　　　□濃いとろみ □中間のとろみ □薄いとろみ

⑨
口腔状態	■良好 □不良 ■その他（○/○に歯科受診している　　　　　　　　　　　　　　　） □義歯あり（□使用 □未使用 □適合 □不適合）■義歯なし □専門的口腔ケア実施 ■歯ブラシ □歯間ブラシ □舌ブラシ □スポンジブラシ □保湿剤

備　考	自助食器，すべり止めマット使用．自助スプーン・フォークを両手で使用し摂取．

⑩
特記事項
○○病院よりリハ目的で○/○に転入．軟飯ハーフ（エンジョイゼリー，メイバランス，プロキュアプチプリン併用）1,230kcal/蛋白質50gを提供．○月上旬にOTより「筋トレをしっかりしているため栄養強化してほしい」と連絡あり，補助食品そのままで常食へUP，1,450kcal/蛋白質55gへ変更．このころ体重48kg．○月上旬カンファレンスにて今後，補助食品減らし食事のみで管理していくこととなり，主食量を増量し，1,600kcal/蛋白質70gとした． 現在，給食10割摂取+持ち込みヨーグルト2個となっています．今後の栄養管理をよろしくお願いいたします．

問い合わせ先	施設　JA　三重厚生連　菰野厚生病院 住所　〒 Tel　　　　　　　　　FAX　　　　　　　　　　　栄養管理科　中原　さおり

図1　リハビリテーション栄養サマリー（表面）

リハビリテーション栄養ではICFによる機能評価に基づき予後予測，ゴール設定を行い，QOLを最大限向上することを目指します．
リハから見た栄養，栄養から見たリハの双方の視点からリハ，栄養のプラン作成，実施を行う際の資料としてリハ栄養サマリーをご使用ください．
下記にサマリー内に記載のある評価，用語等の詳細を記載していますので，参考にしてください．

AWGSによるサルコペニア診断のためのアルゴリズム

各国で定義する60または65歳以上の高齢者
→ 握力測定（HS）または歩行速度（GS）
→ 低HS及び低GSのどちらもない → サルコペニアではない
→ 低HS及び／または低GSがある → 筋肉量測定
　→ 筋肉量正常 → サルコペニアではない
　→ 筋肉量低下 → サルコペニア

＊低HS…握力が男性26Kg未満，女性18Kg未満
　低GS…歩行速度が0.8m/s未満
＊筋肉量が測定できない場合はBMI18.5kg/m²もしくは下腿周囲長30cm以下を筋肉量低下と判定する．

サルコペニア分類

原発性サルコペニア	加齢以外の原因なし
活動に関連したサルコペニア	ベッド上安静，ライフスタイルに起因する（廃用性筋萎縮含む）
栄養に関連したサルコペニア	エネルギー，蛋白質の摂取不足に起因する（神経性食思不振症含む）
疾患に関連したサルコペニア	進行した臓器不全（心臓，肺，肝臓，腎臓，脳）炎症疾患，悪性疾患，内分泌疾患に起因する（侵襲，甲状腺機能亢進症，多発性筋炎などを含む）

サルコペニア肥満（低筋肉型肥満）
特にADLや歩行制限を認めやすい．
体重，BMI，上腕周囲長，下腿周囲長では見落としやすい．
握力や歩行速度などの身体機能評価に注意が必要．

機能維持…飢餓，侵襲異化期，不応性悪液質のとき
機能改善…上記以外の場合

エネルギー蓄積量
目標体重に到達するために必要となるエネルギー付加量を示す

藤島の摂食嚥下障害のレベル分類

嚥下障害レベル
【経口摂取なし】
Lv.1：嚥下訓練を行っていない
Lv.2：食物を用いない嚥下訓練を行っている
Lv.3：ごく少量の食物を用いた嚥下訓練を行っている

【経口と代替栄養】
Lv.4：1食分未満の嚥下食を経口摂取しているが代替栄養が主体
Lv.5：1～2食の嚥下食を経口摂取しているが代替栄養が主体
Lv.6：3食の嚥下食経口摂取が主体で不足分の代替栄養を行っている

【経口のみ】
Lv.7：3食の嚥下食を経口摂取していて代替栄養は行っていない
Lv.8：特別食べにくいものを除いて3食経口摂取している
Lv.9：食物の制限はなく，3食を経口摂取している

【正常】

嚥下調整食分類コード・とろみ

0j	均質で付着性・凝集性・硬さに配慮したゼリー，離水が少なくスライス状にすくうことが可能なもの
0t	均質で付着性・凝集性・硬さに配慮したとろみ水
1j	均質で付着性・凝集性・硬さ・離水に配慮したゼリー・プリン・ムース状のもの
2－1	ピューレ・ペースト・ミキサー食など，均質でなめらかでべたつかず，まとまりやすいもの，スプーンですくってたべることが可能なもの
2－2	ピューレ・ペースト・ミキサー食などでべたつかず，まとまりやすいもので不均質なものも含む，スプーンですくってたべることが可能なもの
3	形はあるが，押しつぶしが容易，食塊形成や移送が容易，咽頭でばらけず嚥下しやすいように配慮されたもの，多量の離水がない
4	硬さ・ばらけやすさ・貼りつきやすさなどのないもの．箸やスプーンで切れるやわらかさ
濃いとろみ	スプーンを傾けても形状がある程度保たれ流れにくい（粘度300～500mPas）
中間のとろみ	スプーンを傾けるとところとろと流れる（粘度150～300mPas）
薄いとろみ	スプーンを傾けるとすっと流れ落ちる（粘度50～150mPas）

図1つづき　リハビリテーション栄養サマリー（裏面）

記載内容

①疾患：主病名と併存疾患を記載している．低栄養の可能性があるものはチェック項目とし，該当する場合はリハ栄養管理を行う際に注意が必要である．

②**検査データ**：アルブミン（Alb），ヘモグロビン（Hb）は栄養の指標とし，CRPは侵襲異化期の判断目安とする．

③**身体測定値**：下腿周囲長（CC），握力，歩行速度はサルコペニアの判定に用いる．サルコペニア肥満は体重，BMI，上腕周囲長，下腿周囲長では見落としやすいため，握力や歩行速度などの計測値と合わせてみる必要がある．その他の項目は，通常の栄養評価に用いる．

④**嚥下障害レベル**：藤島の摂食・嚥下障害のレベル分類[2]を用い，現在「しているADL」を記載している．藤島の摂食・嚥下障害グレード[3]は重症度の評価として用いられ「できるADL」を表す．退院など環境因子の変化により今後の摂食嚥下機能は変化する可能性がある．そのためリハ栄養サマリーではレベル分類を用いる．

⑤ **FIM**：セルフケア，排泄コントロール，移乗，移動などの運動能力とコミュニケーション，社会的交流，問題解決，記憶などの認知能力の評価として用いる．

⑥**サルコペニア判定**：アジアのサルコペニアワーキンググループ（Asian Working Group for Sarcopenia：AWGS）の診断基準[4]を用いる．握力低下（男性26kg未満，女性18kg未満）もしくは身体機能低下（歩行速度0.8m/s未満）を認め，筋肉量減少も認めた場合である．筋肉量を評価できない場合は，下方らの日本人高齢者のサルコペニア簡易基準案（**図2**）[5]の，BMI $18.5kg/m^2$ 未満もしくは下腿周囲長30cm未満を筋肉量減少の目安とする．

サルコペニアへの対応は原因によって異なるため原因を分類して該当項目への対応を行う．加齢の場合，レジスタントトレーニングが最も有効である．トレーニング直後のBCAA（branched-chain amino acids）摂取が有効である．原因が栄養の場合，適切な栄養管理が必要である．飢餓からの栄養改善を目指す場合エネルギー蓄積量

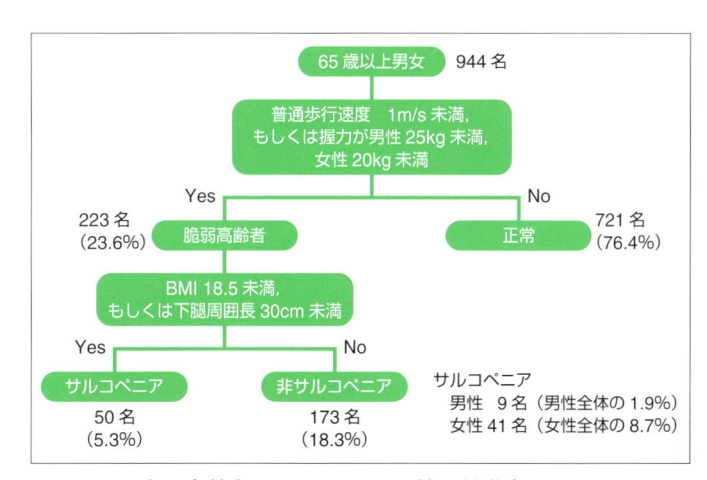

図2 日本人高齢者のサルコペニアの簡易基準案

（下方・他，2012）[5]

（200～750kcal）を考慮する．高齢者では8,800～22,600kcalの付加で体重が1kg増加するとされている．活動の場合，不要な安静臥床を避けて，四肢体幹や嚥下の筋肉量を維持することが大切である．早期離床や身体活動を行い，廃用性筋萎縮を予防する．疾患の場合，原疾患の治療が最も重要である．神経筋疾患の進行による筋肉量減少と筋力低下はやむを得ない．その場合飢餓予防の栄養管理と廃用予防のリハを併用する．

⑦**リハ内容**：栄養状態により，リハ目的が機能維持か機能改善かの判断が必要となる．飢餓，重度の栄養障害の場合，機能維持を目標とし栄養改善を優先する．安静臥床にはせず，関節可動域訓練，ポジショニング，ストレッチ，呼吸訓練，座位訓練など機能維持訓練を行う．侵襲や悪液質の著明な場合は原疾患の治療が重要であり飢餓の場合同様，機能維持を目標とする．

⑧**栄養管理**：目標栄養量をBEE×SF×AF＋エネルギー蓄積量として算出する．ストレス係数の目安と活動係数の目安[6]は**表1**を参考とするが，あくまでも主観的な設定となるため，必ずモニタリングを行う．

食事内容は食種，主食内容と量，食形態，併用補助食品などが記載されている．経腸栄養の場合は栄養剤名称，投与量，投与時間，投与速度，加水量などを記載する．嚥下調整食分類のコードは日本摂食嚥下リハビリテーション学会嚥下調整食分類2013（**表2**）[7]を用いて示されている．

⑨**口腔状態**：栄養状態を保つためには口腔機能の維持・改善が重要である．

⑩**特記事項**：上記項目以外の必要と思われる内容について記載している．記載内容は医療施設から情報提供してもらいたい栄養に関する項目（**表3**）[8]を参考にしている．

表1 活動係数とストレス係数

活動係数の目安

活動因子	活動係数
寝たきり（意識低下状態）	1.0
寝たきり（覚醒状態）	1.1
ベッド上安静	1.2
ベッド外活動	1.3～1.4
一般職業従事者	1.5～1.7

ストレス係数の目安

傷害因子	ストレス係数
飢餓状態	0.6～0.9
術後（合併症なし）	1.0
小手術	1.2
中等度手術	1.2～1.4
大手術	1.3～1.5
長管骨骨折	1.1～1.3
多発外傷	1.4
腹膜炎・敗血症	1.2～1.4
重症感染	1.5～1.6
熱傷	1.2～2.0
60％熱傷	2.0
発熱（1℃ごと）	プラス0.1

（日本静脈経腸栄養学会，2011）[6]

記載時のポイント

リハ栄養サマリーを受け取る人，患者のキーとなる人を把握して，具体的に何をしてもらえるかを考慮したうえで記載するとよい．また，受領者側に配慮し，多くの情報から重要なものを厳選しコンパクトにまとめることも大切である．

活用法

リハ栄養サマリーをもとに急性期から回復期，回復期から維持期の身体変化をそれ

表2 日本摂食・嚥下リハビリテーション学会嚥下調整食分類2013

コード【I-8項】		名称	形態	目的・特色	主食の例	必要な咀嚼能力【I-10項】	他の分類との対応【I-7項】
0	j	嚥下訓練食品0j	均質で、付着性・凝集性・かたさに配慮したゼリー 離水が少なく、スライス状にすくうことが可能なもの	重度の症例に対する評価・訓練用 少量をすくってそのまま丸呑み可能 残留した場合にも吸引が容易 蛋白質含有量が少ない		(若干の送り込み能力)	嚥下食ピラミッドL0 えん下困難者用食品許可基準I
0	t	嚥下訓練食品0t	均質で、付着性・凝集性・かたさに配慮したとろみ水(原則的には、中間のとろみあるいは濃いとろみのどちらかが適している)	重度の症例に対する評価・訓練用 少量ずつ飲むことを想定 ゼリー丸呑みで誤嚥したりゼリーが口中で溶けてしまう場合 蛋白質含有量が少ない		(若干の送り込み能力)	嚥下食ピラミッドL3の一部 (とろみ水)
1	j	嚥下調整食1j	均質で、付着性、凝集性、かたさ、離水に配慮したゼリー・プリン・ムース状のもの	口腔外で既に適切な食塊状となっている(少量をすくってそのまま丸呑み可能) 送り込む際に多少意識して口蓋に舌を押しつける必要がある 0jに比し表面のざらつきあり	おもゆゼリー、ミキサー粥のゼリーなど	(若干の食塊保持と送り込み能力)	嚥下食ピラミッドL1・L2 えん下困難者用食品許可基準II UDF区分4(ゼリー状) (UDF:ユニバーサルデザインフード)
2	1	嚥下調整食2-1	ピューレ・ペースト・ミキサー食など、均質でなめらかで、べたつかず、まとまりやすいもの スプーンですくって食べることが可能なもの	口腔内の簡単な操作で食塊状となるもの(咽頭では残留、誤嚥をしにくいように配慮したもの)	粒がなく、付着性の低いペースト状のおもゆや粥	(下顎と舌の運動による食塊形成能力および食塊保持能力)	嚥下食ピラミッドL3 えん下困難者用食品許可基準II・III UDF区分4
2	2	嚥下調整食2-2	ピューレ・ペースト・ミキサー食などで、べたつかず、まとまりやすいもので不均質なものも含む スプーンですくって食べることが可能なもの		やや不均質(粒がある)でもやわらかく、離水もなく付着性も低い粥類	(下顎と舌の運動による食塊形成能力および食塊保持能力)	嚥下食ピラミッドL3 えん下困難者用食品許可基準II・III UDF区分4
3		嚥下調整食3	形はあるが、押しつぶしが容易、食塊形成や移送が容易、咽頭でばらけず嚥下しやすいように配慮されたもの 多量の離水がない	舌と口蓋間で押しつぶしが可能なもの 押しつぶしや送り込みの口腔操作を要し(あるいそれらの機能を賦活し)、かつ誤嚥のリスク軽減に配慮がなされているもの	離水に配慮した粥など	舌と口蓋間の押しつぶし能力以上	嚥下食ピラミッドL4 高齢者ソフト食 UDF区分3
4		嚥下調整食4	かたさ・ばらけやすさ・貼りつきやすさなどのないもの 箸やスプーンで切れるやわらかさ	誤嚥と窒息のリスクを配慮して素材と調理方法を選んだもの 歯がなくても対応可能だが、上下の歯槽堤間で押しつぶすあるいはすりつぶすことが必要で舌と口蓋間で押しつぶすことは困難	軟飯・全粥 など	上下の歯槽提間の押しつぶし能力以上	嚥下食ピラミッドL4 高齢者ソフト食 UDF区分2、および1の一部

(日本摂食・嚥下リハビリテーション学会医療検討委員会嚥下調整食特別委員会,2013)[7]

表3 医療施設から情報提供してもらいたい栄養に関する項目

原疾患・併存疾患	疾患名とその栄養管理（塩分制限・蛋白制限など） 疾患の重症度（血液検査値）
栄養評価	栄養状態の推移 栄養関連の検査値 必要栄養量の設定根拠
食事内容	食形態決定の理由 補食の必要性 嗜好 食事,補食の時間
心身機能	口腔機能・摂食嚥下機能 義歯の使用状況 食欲
食事環境	認知機能 半側空間無視の有無 自助食器などの道具
活動	リハ,日常生活の活動量

(佐藤,2014)[8]

表4 菰野厚生病院 食形態マニュアル表

嚥下調整食学会分類2013	ピラミッドレベル	名称	写真	とろみ剤	濃度	調理法
0j	L0	スタートゼリー		(株)三和化学研究所 クイックゼリー	100mlの水に対して1袋(10g)	水(40℃以下)に1袋加え、すぐに30秒間よく混ぜ、3分静置
0j	L1	お茶ゼリー		ニュートリー(株) ソフティアG	150mlのお茶に対して1.2g(0.8%)	お茶にとろみ剤を添加し、攪拌しながら加熱(80℃以上)
0t	L3	薄いとろみ茶		キッセイ薬品工業(株) 新スルーキングi	100mlのお茶に対して1.0g	容器にとろみ剤を入れ、お茶を注ぎ入れ、攪拌する お茶の温度に関係なく作成可能
		中間のとろみ茶			100mlのお茶に対して1.5g	
		濃いとろみ茶			100mlのお茶に対して2.5g	
1j	L2	みそ汁ゼリー		ニュートリー(株) ソフティアG	150mlのみそ汁に対して1.2g(0.8%)	具なしみそ汁にとろみ剤を添加し、攪拌しながら加熱(80℃以上)
2-1	L2	なめらか食③ (べたっとゼリー)		キッセイ薬品工業(株) 新スルーキングi	だし汁 食材の30〜50% とろみ剤 食材の0.8〜1.2%	食材にだし汁を加え、ミキサーで攪拌し、とろみ剤を添加。加熱(80℃以上)、型に流し込み、冷やし固める
		なめらか食④ (ペースト)			とろみ剤 食材の0.8〜1.5%	食材にだし汁を加え、とろみ剤を添加。ミキサーで攪拌する
2-2	L3	やわらか食主菜	酵素粥		(株)フードケア スベラカーゼ	粥重量の1%	粥にとろみ剤を添加し、攪拌しながら沸騰するまで加熱。その後ミキサーで攪拌する
			粒なし		(株)三和化学研究所 カタメリン	だし汁 食材の20〜30% とろみ剤 だし汁+食材の1.0〜1.5%	調理済み食品をだし汁にとろみ剤を入れフードプロセッサーで攪拌し形成。バーナーで焼き目をつける
3	L4	やわらか食副菜	酵素粥		(株)フードケア スベラカーゼ	粥重量の1%	粥にとろみ剤を添加し、攪拌しながら沸騰するまで加熱する
4			粒あり				調理済み食品をボールに入れアルミで蓋をしスチコン加熱(100℃、40〜60分)

2014年8月改定　菰野厚生病院　栄養管理科

○○○○ 様の1日の食事内容（1,700kcal/日）

食品	分量（g）	目安量	注意点
ごはん	180×3	ごはん1杯ずつ，6枚切り食パン1.5枚	
いも	100	じゃがいも中1個，里芋3個，南瓜小1/8個	
くだもの	100	りんご1/2個，みかん2個，バナナ1本	間食として摂ると良い
魚	70	切身1切れ，刺身7切れ	
肉	70	鶏1口大4個，牛，豚薄切り4枚	毎食どれか1つ摂る
大豆製品	100	豆腐1/4丁，がんも1個	
たまご	50	1個	
乳製品	180	コップ1杯（ヨーグルトでもOK）	
緑黄色野菜	120		
その他の野菜	230	毎食しっかり摂る	
海藻	1		
油脂	10		
砂糖	6		
味噌	12		
その他			

食事療法は毎日の積み重ねが大切です．少しずつでも頑張っていきましょう．

菰野厚生病院　栄養管理科　担当管理栄養士

表5　食糧構成表

ぞれの職域で再評価する．退院後の食事やリハ内容はリハ栄養サマリーを参考にすると容易であるが，環境の変化，病態の変化などを考慮し，患者の現在を再評価した後にプランニングすることが望まれる．

　在宅では管理栄養士が不在の場合が多い．リハ栄養サマリーで表記されている食事栄養量の数値を実際の食事へとつなぐ管理栄養士の役割を，ヘルパーなど他の職種や家族に頼ることになる．他職種に理解を得られるようにリハ栄養サマリー提供者側は工夫が必要となる．食形態に関しては，食事の写真やとろみ剤の種類，使用量などの記載のある「食形態マニュアル表」（**表4**）を，栄養バランスと量に関しては，一日の目安量を示した「食糧構成表」（**表5**）や，栄養バランスランチョンマット（**図3**）[9] を添付するとより具体的に伝わる．これら参考書類の添付がなく，栄養管理に関する疑問がある場合，リハ栄養サマリー提供側栄養士に問い合わせることも可能である．これらのリハ栄養の情報と，環境因子（生活背景・家族関係），個人因子（嗜好・信念・職業）を併せ，患者・家族主導のリハ栄養サポート行う．なお，当院で2014年7月〜2015年4月に提供したリハ栄養サマリーは101通であった．

　在宅でリハ栄養サマリーを活用するためには，地域の多職種でのリハ栄養そのものの理解が必要である．そのために当院では多職種参加の地域連携の研修会を開催している．また，保健所や栄養士会でリハ栄養サマリーの研修会を行うことにより，行政栄養士や地域の栄養士への啓発も行っている．地域において顔のみえる関係を構築することは職種や施設ごとの役割の違いの理解となり，患者への最適なリハ栄養サポートの継続に有用であると考える．

🏠 課題

　リハ栄養サマリーに記載されている栄養量の数値を具体的な食事へ還元するのは在

宅訪問栄養士の役割である．しかしながら現在，在宅訪問栄養士の存在は少ない．そのため，ヘルパーや他職種の理解を得て実践につなげるために，上記のような添付書類作成が必要となるが，リハ栄養サマリー提供側の作成時間，労力が問題となる．今後，在宅訪問栄養士の増加を期待したい．

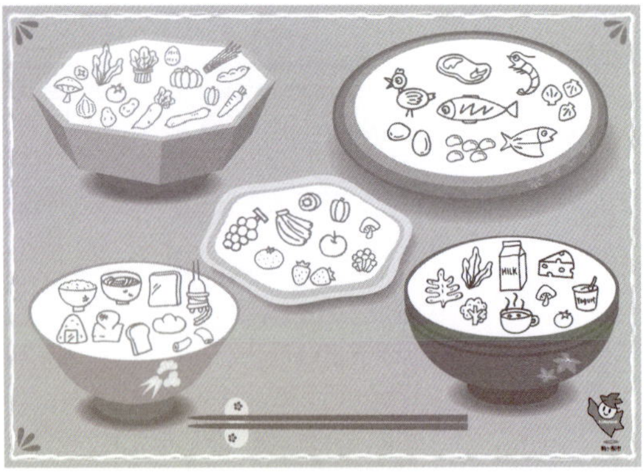

図3 駒ヶ根市ランチョンマット
（駒ヶ根市ホームページより）9）

おわりに

　在宅でリハ栄養サポートを行うためには，地域において情報の共有と多職種連携が大切である．リハ栄養サマリーは情報共有と多職種連携のためのツールのひとつであると考える．今後，高齢者が住み慣れた地域で自分らしい生活を続けられるよう，リハ栄養サマリーを有効活用されることを期待したい．

（中原さおり）

文　献

1) 二井麻里亜，中原さおり：リハビリテーション栄養サマリーの作成．臨床栄養 **125**：565-567，2014．
2) 藤島一郎・他：摂食・嚥下状況のレベル評価－簡便な摂食・嚥下評価尺度の開発．リハ医学 **43**(Suppl)：S249，2006．
3) 藤島一郎：脳卒中の嚥下障害，第2版，医歯薬出版，1998，p85．
4) Chen LK et al：Sarcopenia in Asia:consensus report of the Asian working group for sarcopenia. J Am Med Dir Assoc **15**：95-101，2014．
5) 下方浩史，安藤富士子：日常生活機能と骨格筋量，筋力との関連．日老医誌 **49**：195-198，2012．
6) 日本静脈経腸栄養学会（編）：日本静脈経腸栄養学会静脈経腸栄養ハンドブック，南江堂，2011，p151．
7) 日本摂食・嚥下リハビリテーション学会医療検討委員会嚥下調整食特別委員会：日本摂食・嚥下リハビリテーション学会嚥下調整食分類2013．日摂食嚥下リハ会誌 **17**：255-267，2013．
8) 佐藤有里：介護老人保健施設におけるリハビリテーション栄養－地域連携と必要な視点．臨床栄養 **125**：543，2014．
9) 駒ヶ根市ホームページ：駒ヶ根市ランチョンマット：http://www.city.komagane.nagano.jp/index.php?f=hp&ci=12653&i=12347

12. 在宅でのテクノエイドの活用法

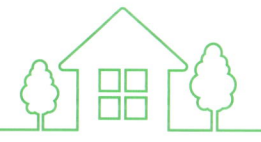

> **ポイント**
> - 適切なテクノエイドの活用は介助負担の軽減だけでなく対象者のQOL向上や社会参加につながる．
> - 対象者の評価だけでなく，環境，介助者の状況などを総合的に評価する必要がある．
> - 現在から将来までの生活の見通しをふまえてかかわっていく必要がある．

はじめに

　近年，多種多様なテクノエイドの開発が行われ選択肢が増えていくなか，それらの選定に悩むことも少なくない．しかし，テクノエイドの適切な活用は対象者に生活の広がりをもたらし，対象者の自立度向上や家族の介護負担の軽減，安楽・安全性の向上にとどまらず，QOLの向上につながる．

　テクノエイドの導入にあたっては，対象者の精神的・身体的機能のみでなく，活動（生活レベル），参加（人生レベル）や環境因子や個人因子などを総合的に評価する．また，1回だけできるような設定ではなく1日をとおして，かつ月・年単位の期間，安楽・安全に継続して行えるかなど，現在だけでなく将来の生活の見通しを含めて考えていく．これらの評価・方針の決定にあたっては，各専門職をはじめ対象者・家族・支援者など関係するすべての人の視点からの意見を聴取し，実際の生活の場で考えて決定することが望ましい．このことが，現実的な最適生活の獲得に有用である．

　本項では在宅で活用されるテクノエイドの導入とその結果について触れながらいくつかの事例を紹介していきたい．

事例①

　事例：50代，女性．捻転ジストニー，右変形性股関節症，左臼蓋形成不全．障害者支援施設入所中．

　概要：疾患特性である不規則な筋緊張の変化により，活動に適した姿勢を保てず，潜在能力を活かせていなかった．そこで車椅子を利用しての姿勢管理を行った．その

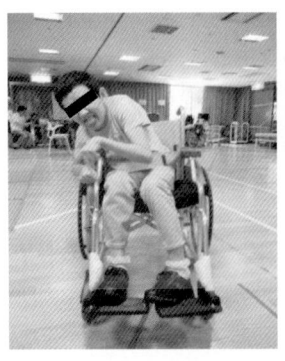

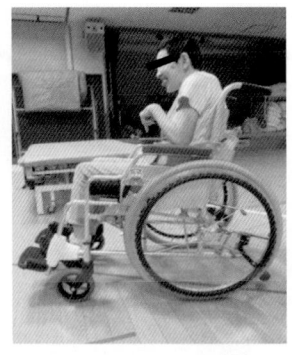

図1　介入前（正面像）　　図2　介入前（側面像）　　図3　介入前（食事場面）

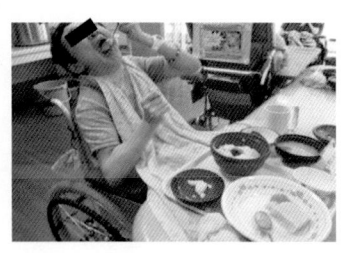

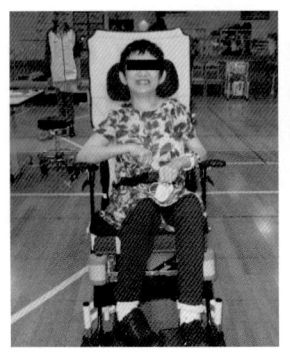

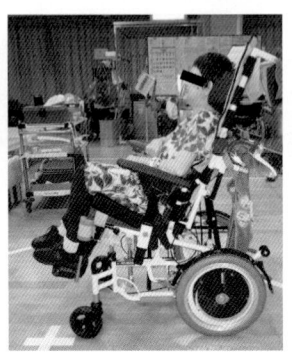

図4　介入後（正面像）　　図5　介入後（側面像）　　図6　介入後（食事場面）

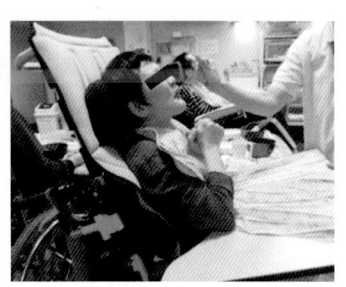

結果，潜在能力を活かして生活を送ることができるようになり，生活動作の広がりやQOLの向上につながった．

　経過：入所前は家族と同居し，疼痛・転倒がありながらも床上ベースでの生活を行っていた．施設入所に伴い，床上ベースでは座位や移動時の疼痛や転倒のリスクが高いため，ベッド・車椅子での生活への変更を検討した．移動用に作製されていた本人用の車椅子では長時間の座位では姿勢の崩れ（**図1，2**）を認め，疾患特性でもある四肢体幹の不規則な筋緊張変化により姿勢管理が難しく，上下肢痛や頸部痛を認めた．ADLすべてに支援を要し，食事は舌の運動コントロール不良で咀嚼や送り込み困難，座位を修正しても頸部を後屈する代償動作を認めた（**図3**）．自力摂取では一口量のコントロール不良で誤嚥・窒息リスクが高く，本人の好きなパンは禁止せざるを得なかった．また，食べこぼしが原因と思われる体重減少があった．移動は普通型車椅子だが自走は非実用的，施設内移動は全介助であった．

　そこで，車椅子の検討を行い，骨盤（下部体幹）をクッションの左右高低差やアンカー，背張り調整で安定させ，上部体幹である肩甲帯は十分なバックサポートの幅を確保し，背張りを併用して包み込むように調整した（**図4，5**）．併せてティルト機能を用いることで，不規則な筋緊張変化と疼痛の軽減を図り，上肢や口腔の本来の能力が発揮できるようになった．この車椅子の利用によって摂食時の舌コントロールが改善し，頸部の後屈による送り込みの代償動作や食べこぼしが軽減，体重も適正範囲内まで増加した．併せて食形態を調整することでパン（嚥下調整食）の摂取が可能となっ

た．また，姿勢を安定させることで，上肢機能の安定したパフォーマンスの発揮が可能となり，電動車椅子の操作が可能であることも確認され，練習することで限定的な施設内移動の自立が見込めるなど，本人のQOL向上につながった（**図6**）．なお現在，電動車椅子を作製している．

事例②

事例：50代，男性．頸髄損傷による四肢麻痺（C6不全），後縦靭帯骨化症．

概要：職務中の転倒により受傷，病院に1年8カ月，指定障害者支援施設国立障害者リハビリテーションセンター自立支援局伊東重度障害者センター（以下伊東重度障害者センター）に3年の入所を経て在宅生活に戻る．在宅復帰の準備にあたり，本人・家族，伊東重度障害者センターや住宅改修業者と情報共有や動作確認をしながら目指す生活スタイルを共有し，住宅改修・福祉用具の導入を実施．住宅改修は介護保険制度と障害制度の両方を利用した．退所から2年経過した時点でも退所時のADLを自宅で継続して行えている．

経過：自宅復帰時の身体機能としては肩・手・股関節に著明な関節可動域制限を認め，筋力（MMT）は上肢近位筋4，遠位筋は右2，左3レベル，下肢筋は右2〜3，左3レベル．座位は支持物を利用すれば下衣の上げ下げが可能な能力があり．トランスファーボードを利用しての横移乗が自立していた．移動は車椅子ベース，食事・整容・排泄は自助具を利用して自立，更衣・入浴は一部介助レベルであった．身体機能・ADLともに今後の改善は困難と予測され，在宅復帰に向けた住宅改修などの環境整備が必須と考えた．

当施設は伊東重度障害者センターから地域移行するための自宅環境整備における助言とフォローアップ目的で介入した．伊東重度障害者センターの訪問や自宅訪問，電話やメールでのやりとりを複数回行いながら，本人・家族・支援者で目指す生活スタイルの共有を図り，必要な住宅改修，福祉用具を明らかにして計画を立案し実施した．具体的内容としては本人の動線上の段差解消と段差解消に伴う扉の修正，トイレ・洗面所・浴室のレイアウト変更や移乗に必要な移乗台の作製，居室掃出し窓から屋外アクセスを可能とするための段差解消機の設置や公道までの舗装を行った（**図7，8**）．また，照明スイッチや温水便座のリモコン位置の確認など一連の動作に必要な項目も併せて検討・調整した．今回の住宅改修に利用した介護保険制度と障害制度の内訳は**表**のとおりである．補助には上限額が定められており，一部は自己負担での工事となった．

退所から2年経過した時点でも，退所時のADLが維持され，さらに退所1年後よ

表　住宅整備に利用した各種制度の内訳

介護保険制度	その他の給付制度
・段差解消（自宅内動線） ・建具修正 ・屋外コンクリート舗装	・段差解消機設置（付帯工事含む） ・トイレ改修 ・洗面所改修 ・浴室改修 ・移乗台作製（トイレ・浴室）

	改修前	改修後
居室	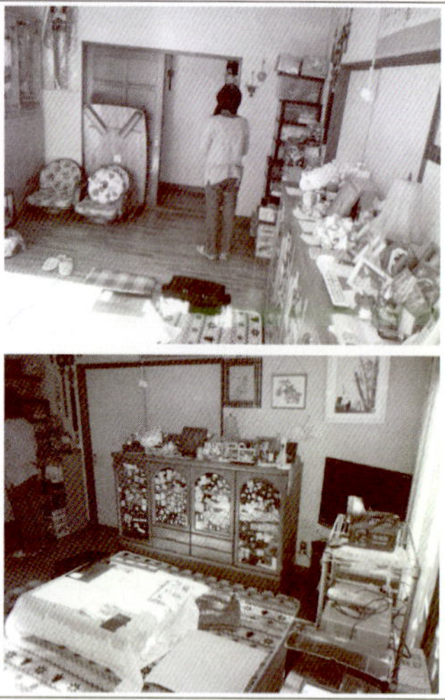	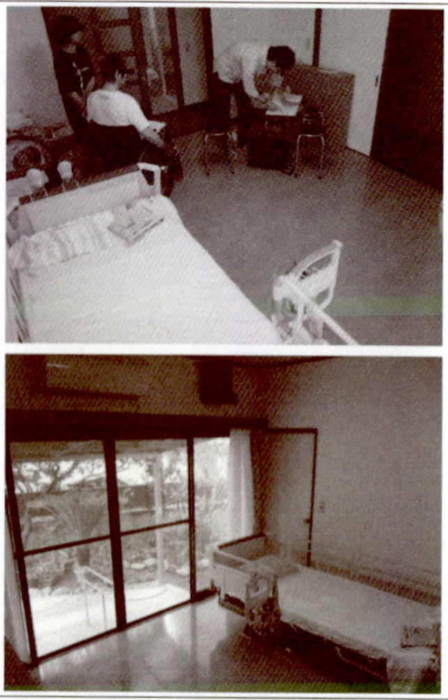

段差解消を実施.

トイレ	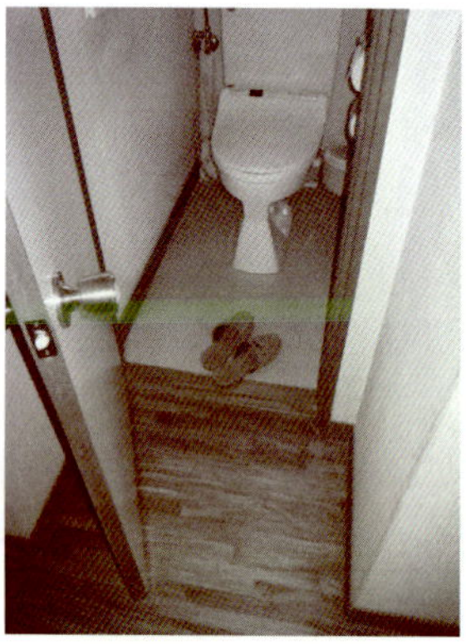	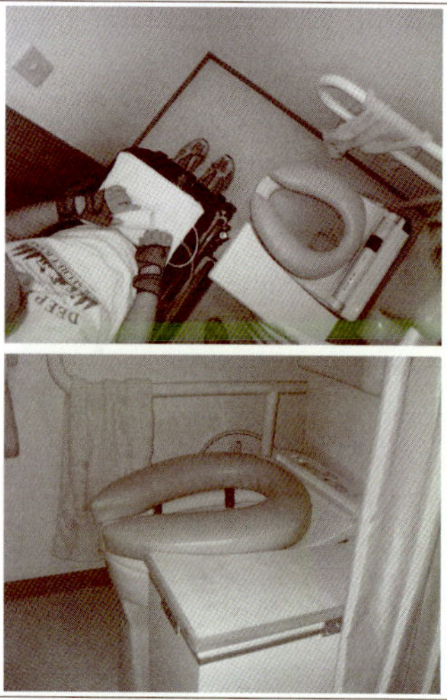

段差解消し，便座位置を変更し，ドア・手すり，背もたれ，移乗台を設置.

浴室	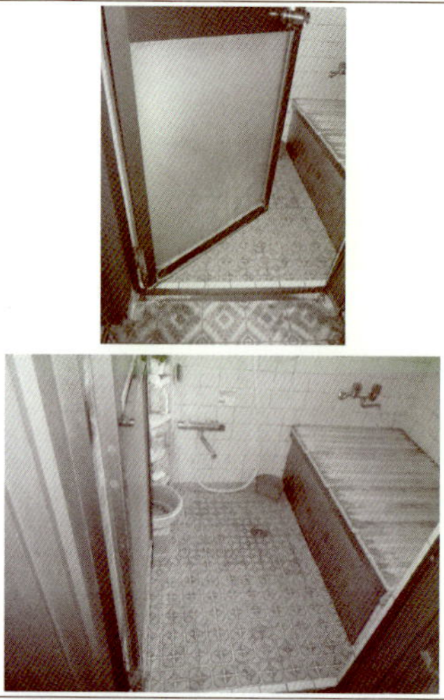	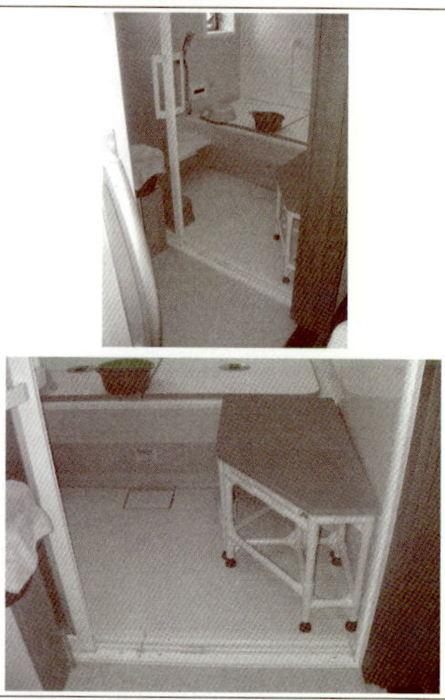

開き戸を折れ戸に変更し，ユニットバス交換し浴槽位置を変え移乗台を設置.

図7 事例2の住居改修前後の様子①

屋外アクセス

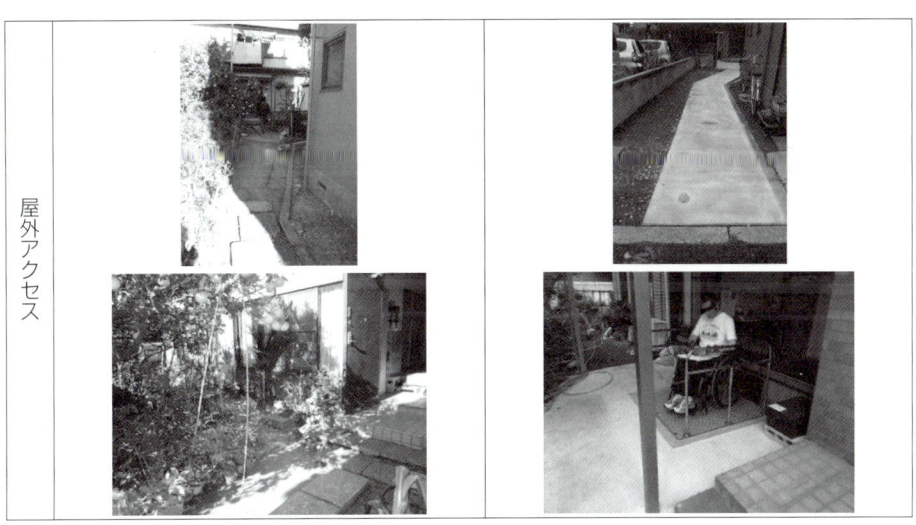

コンクリート舗装し，段差解消機を設置．

図7 事例2の住居改修前後の様子②

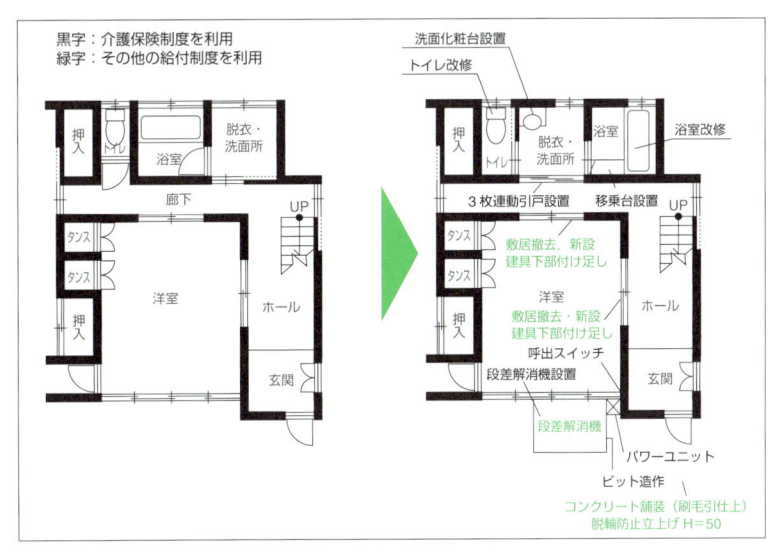

図8 改修前後の図面（一部）

り在宅就労という形での復職を果たしている．本人の能力に適した環境整備が機能維持につながり，生活の安定が得られたことで復職にまで広がる結果となった．

川崎市における住宅改修・補装具作製について

1）住宅改修

筆者の施設がある川崎市では，市内の既存住宅を対象に市の単独事業である"在宅重度障害者（児）やさしい住まい推進事業"を活用して住宅改修を行うことができる．利用者の身体障害者手帳の等級や知能指数により制度利用の可否が定められ，用具の

種目により給付上限額を設定し，費用は世帯所得（18歳未満，18歳以上で世帯の範囲は異なる）により異なる．また，障害者（児）日常生活用具給付等事業の居宅生活動作補助用具でも簡易な改修は可能である．介護保険対象の住宅改修については介護保険制度が優先（生活保護受給者は除外）となる．相談・申請は保健福祉センター・地区健康福祉ステーションで受け付けている．

2）補装具

身体障害者手帳を所持している方および日常生活および社会生活を総合的に支援するための法律施行令第1条に規定する特殊の疾病に該当する難病患者の方に対して，補装具の交付と修理に係る費用の支給がある．

介護保険対象の福祉用具は，介護保険制度が優先となる他，医療機関において医師が行う治療の一環として，健康保険などから治療用装具として支給される場合や厚生年金保険法・労働災害補償保健法等により交付される場合は，他制度が優先となる．相談・申請は保健福祉センター・地区健康福祉ステーションで受け付けている．

在宅リハビリテーションサービス事業

障害のある方の最適な生活スタイル獲得のための川崎市単独の事業であり，障害者手帳や介護保険認定がなくても利用できる．医師，PT・OT・ST，臨床心理士，保健師，社会福祉士などによってチームを構成し，在宅の重度身体障害者およびその介護者に対して，自宅など実際の生活の現場を訪問し，地域の関係機関と連携して目標と期間を設定してリハサービスを提供している．具体的には在宅生活再構築のための機能訓練，介護方法指導，保健指導，家屋改造や福祉用具導入の助言などを行い，さらに他事業と連携も含めて生活訓練・就労移行支援を行っている．この在宅リハサービス事業は障害者更生相談所，障害者支援施設れいんぼう川崎，川崎市北部リハビリテーションセンターで実施している．相談・申請は保健福祉センター・地区健康福祉ステーションで受け付けている．

おわりに

本項で述べてきたように，テクノエイドは単に介助のための機器にとどまらず，利用することで対象者の生活全般に変化をもたらすことがある．しかし，適切なテクノエイドが，正しい利用方法で活用されなければ，ADLの質は低下し，時に転倒・転落などの事故でさらなる機能低下，ADL/QOLの低下を招く危険がある．そのため，総合的評価と目的に沿った用具の選定とともに導入と定着のための支援が重要と考える．

〔喜多敦子〕

索引

あ
悪液質 …… 23
アセスメント …… 76
アルツハイマー型認知症 …… 120

い
生きがい …… 31
医師 …… 20
衣食住 …… 77

え
栄養改善マニュアル …… 16
栄養スクリーニング …… 40
栄養評価 …… 39
栄養問題 …… 11
エビデンス …… 71
嚥下調整食分類 2013 …… 128, 139

か
介護給付費実態調査月報 …… 12
介護ノート …… 45, 47
介護保険制度 …… 75
改訂口腔アセスメントガイド …… 62, 63
課題抽出 …… 78
課題分析標準項目 …… 77
片づけ …… 48
活動係数 …… 138
活動と参加 …… 30, 34
眼咽頭型筋ジストロフィー …… 103
環境因子 …… 36
看護師 …… 2, 84
管理栄養士 …… 9, 90

き
喫食 …… 48
基本チェックリスト …… 53, 54, 55
居宅療養管理指導 …… 11

く
車椅子 …… 144
訓練内容判断 …… 68, 71

け
ケアプラン …… 74, 78
ケアマネジャー …… 13, 74
経験学習モデル …… 4
経済的負担 …… 5
経済力 …… 49
頸髄損傷 …… 145
言語聴覚士 …… 109

こ
口腔機能 …… 116
口腔機能低下 …… 127
誤嚥性肺炎 …… 85, 103, 111, 115
国際生活機能分類 …… 9, 28
国民健康・栄養調査 …… 16
個人因子 …… 37
骨粗鬆症 …… 132

さ
サービス担当者会議 …… 78
採血データ …… 42
在宅医療 …… 20
在宅栄養管理の課題 …… 39
在宅患者の基礎疾患 …… 22
在宅訪問栄養食事指導 …… 90, 95
在宅リハサービス …… 102, 148
在宅療養患者の栄養状態 …… 22
作業療法士 …… 101
サルコペニア …… 23, 50, 113, 130, 137
サルコペニア肥満 …… 90, 91, 131

し
歯科衛生士 …… 114
社会的環境 …… 37
住宅改修 …… 147
主観的包括的評価 …… 40
上腕筋周囲長 …… 42
上腕筋面積 …… 42
食環境 …… 126
食形態 …… 45
食形態マニュアル表 …… 140
食材の調達 …… 47
食事回数 …… 45
食事環境 …… 47
食事摂取量 …… 44, 45
食事調査票 …… 45, 46
食生活評価 …… 44, 47

食糧構成表 …… 141
自立支援 …… 75
心身機能・身体構造 …… 29
身長の推定 …… 41
人的環境 …… 36
信頼関係 …… 5

す
ストレス係数 …… 138
ストレングスアセスメントシート …… 7
ストレングスモデル …… 6

せ
摂食嚥下障害 …… 58, 109

た
体格指数 …… 42
体重減少率 …… 42
台所の衛生管理 …… 48
多系統萎縮症 …… 109
多職種連携 …… 80

ち
地域包括ケアシステム …… 14, 80
地域リハビリテーション …… 102
地域連携 …… 83
超高齢社会 …… 75
超職種型 …… 102
調理 …… 48

て
低栄養 …… 23, 127
低栄養傾向の高齢者 …… 16
テクノエイド …… 143

と
糖尿病 …… 91
特別訪問看護指示書 …… 86, 88
とろみ …… 128

に
日常生活環境 …… 74

ね
捻転ジストニー …… 143

の
脳梗塞 …… 114

149

は
パーキンソン病 ················ 96
配膳 ····························· 48

ひ
肥満症 ··························· 18

ふ
フィードバック ··················· 4
物的環境 ······················· 36
フレイル ···················· 51, 58
フレイル期 ····················· 59
フレイルサイクル ········ 52, 53

ほ
訪問栄養食事指導 ··········· 11
訪問看護師 ···················· 84
保険薬局 ····················· 120
補装具 ························ 148

や
薬剤師 ························ 120

ゆ
指輪っかテスト ·········· 54, 55

よ
腰部脊柱管狭窄症 ··········· 91
予後予測 ······················· 68
予測体重 ······················· 41

ら
ラポール ························ 37

り
理学療法士 ·············· 15, 96
リハビリテーション栄養サマリー
················· 134, 135, 136
リフレクション ···················· 3

れ
連携における諸問題 ········ 81

ろ
老研式活動能力指標 ··· 34, 35

A
AADL ··························· 31
AMA ···························· 42
AMC ···························· 42

B
BADL ··························· 30
BMI ······························ 42

C
COPD ························ 120

E
EAT-10 ···················· 60, 61

I
IADL ···························· 31
ICF ······················ 9, 28, 34

P
PDCA サイクル ··············· 69
PDSA サイクル ··············· 70

Q
QOL ····························· 31

R
ROAG ······················ 62, 63

S
SGA ························ 40, 41
SMART な目標 ··············· 69
SPPB ······················ 55, 56

【編著者略歴】
若林　秀隆（わかばやし　ひでたか）

1995年　横浜市立大学医学部卒業
同　年　日本赤十字社医療センター内科研修医
1997年　横浜市立大学医学部附属病院リハビリテーション科
1998年　横浜市総合リハビリテーションセンターリハビリテーション科
2000年　横浜市立脳血管医療センターリハビリテーション科
2003年　済生会横浜市南部病院リハビリテーション科医長
2008年　横浜市立大学附属市民総合医療センターリハビリテーション科助教
　　　　現在に至る

E-mail：noventurenoglory@gmail.com
リハビリテーション栄養・サルコペニアブログ：http://rehabnutrition.blogspot.com/
日本リハビリテーション栄養研究会ホームページ：https://sites.google.com/site/rehabnutrition/

在宅リハビリテーション栄養　　ISBN978-4-263-21944-7

2015年 9月25日　第1版第1刷発行
2015年11月20日　第1版第2刷発行

監　修　日本リハビリテーション栄養研究会
編著者　若　林　秀　隆
発行者　大　畑　秀　穂
発行所　医歯薬出版株式会社
〒113-8612 東京都文京区本駒込1-7-10
TEL.(03)5395-7628（編集）・7616（販売）
FAX.(03)5395-7609（編集）・8563（販売）
http://www.ishiyaku.co.jp/
郵便振替番号 00190-5-13816

乱丁・落丁の際はお取り替えいたします　　印刷・第一印刷所／製本・皆川製本所
ⓒIshiyaku Publishers, Inc., 2015.　Printed in Japan

本書の複製権・翻訳権・翻案権・上映権・譲渡権・貸与権・公衆送信権（送信可能化権を含む）・口述権は，医歯薬出版㈱が保有します．
本書を無断で複製する行為（コピー，スキャン，デジタルデータ化など）は，「私的使用のための複製」などの著作権法上の限られた例外を除き禁じられています．また私的使用に該当する場合であっても，請負業者等の第三者に依頼し上記の行為を行うことは違法となります．

[JCOPY] <㈳出版者著作権管理機構　委託出版物>
本書をコピーやスキャン等により複製される場合は，そのつど事前に㈳出版者著作権管理機構（電話 03-3513-6969，FAX 03-3513 6979, e mail: info@jcopy.or.jp）の許諾を得てください．

◀ 好評 リハ栄養関連書の紹介 ▶

●リハ栄養実践のヒントが見つかります！
実践リハビリテーション栄養
病院・施設・在宅でのチーム医療のあり方
◆日本リハビリテーション栄養研究会 監修／若林秀隆 編著
◆B5判 142頁 定価（本体3,400円＋税） ISBN978-4-263-21229-5

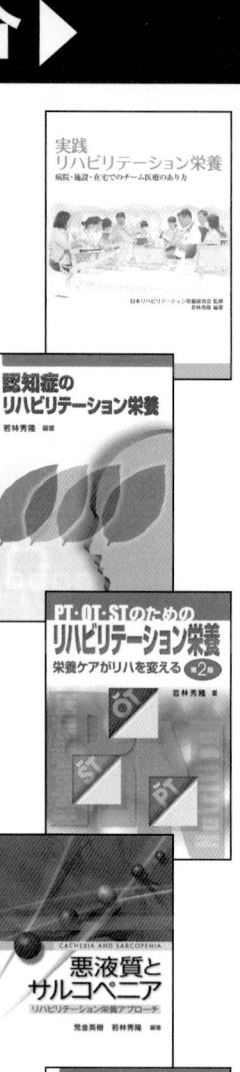

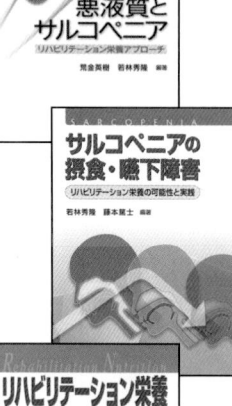

●最新の認知症のリハビリテーション栄養がわかります！
認知症のリハビリテーション栄養
◆若林秀隆 編著
◆B5判 200頁 定価（本体4,000円＋税） ISBN978-4-263-21493-0

●リハ栄養を学ぶリハスタッフの好評入門書！ 待望の改訂第2版！！
PT・OT・STのための
リハビリテーション栄養 第2版
栄養ケアがリハを変える
◆若林秀隆 著
◆B5判 124頁 定価（本体3,200円＋税） ISBN978-4-263-21530-2

●悪液質に関する研究の現状を解説したこれまでになかった一冊！
悪液質とサルコペニア
リハビリテーション栄養アプローチ
◆荒金英樹・若林秀隆 編著
◆B5判 184頁 定価（本体3,800円＋税） ISBN978-4-263-21441-1

●サルコペニアの摂食・嚥下障害をご存じですか！
サルコペニアの摂食・嚥下障害
リハビリテーション栄養の可能性と実践
◆若林秀隆・藤本篤士 編著
◆B5判 234頁 定価（本体4,400円＋税） ISBN978-4-263-21869-3

●症例を通して機能訓練やリハにあわせた栄養管理（リハ栄養）を学ぶ！
リハビリテーション栄養ケーススタディ
臨床で成果を出せる30症例
◆若林秀隆 編著
◆B5判 180頁 定価（本体3,600円＋税） ISBN978-4-263-21867-9

●リハビリテーション栄養のポイントをコンパクトにまとめた一冊！
リハビリテーション栄養ハンドブック
◆若林秀隆 編著
◆B6判 292頁 定価（本体3,600円＋税） ISBN978-4-263-21863-1

医歯薬出版株式会社 〒113-8612 東京都文京区本駒込1-7-10 TEL03-5395-7610 FAX03-5395-7611 http://www.ishiyaku.co.jp

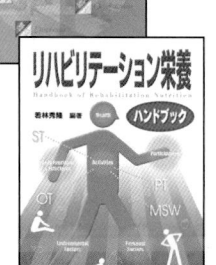